U0057872

囤積症的斷捨離：自助手冊

Treatment for Hoarding Disorder: Workbook

Second Edition

Gail Steketee、Randy O. Frost　原著

黃政昌　校閱
唐國章　翻譯

Treatment for Hoarding Disorder

Workbook

Second Edition

Gail Steketee • Randy O. Frost

目次

附錄　119

關於作者

Gail Steketee 博士是波士頓大學社工學院（Boston University School of Social Work）的院長和教授。她在Bryn Mawr社會工作和社會研究學院取得碩士及博士，研究主要集中在了解強迫（Obsessive-Compulsive, OC）類群（特別是囤積障礙）的成因和後果，以及為這些疾病開發和測試基於證據的治療方法。她也從美國國家精神衛生研究院（NIMH）和國際強迫症基金會（IOCDF）收到了幾筆贈款，用於檢視影響焦慮症治療結果的家庭因素，並測試強迫症、囤積症和身體臆形症的認知和行為治療。在《精神疾病診斷與統計手冊第五版》（DSM-5, 2013）中，她和合作夥伴（Randy Frost 博士和 David Tolin 博士）為囤積症診斷標準的制定做出了重大的貢獻。Steketee 博士針對強迫症及其相關疾病的研究成果和實證治療方法發表了超過 200 篇論文和文章，以及超過 12 本書。她的研究由美國國家精神衛生研究院和國際強迫症基金會資助。她最暢銷的書籍是與 Frost 博士合作撰寫的 *Stuff: Compulsive Hoarding and the Meaning of Things*，並且入圍「更好生活好書獎」的書籍。她是美國社會工作和社會福利研究院（AASWSW）研究人員，並且獲得認知行為治療協會、社會工作研究協會、國際強迫症基金會和 Aaron T. Beck 認知研究中心的獎項。她擔任社會工作、心理學及精神病學多份期刊的編輯委員和特別審查委員，也在美國、加拿大的強迫症基金會的統計諮詢委員會服務，同時在一個社會工作教育理事會的委員會服務。她也常常因為對於囤積症的付出而出現在各種媒體場所。

Randy O. Frost 博士目前是史密斯學院（Smith College）擁有 Harold

and Elsa Siipola Israel 頭銜的心理學教授。他於 1977 年在華盛頓大學醫學院進行博士實習後獲得了堪薩斯大學的博士學位。他是一名國際認證的強迫症和囤積症專家，並且在這些主題上發表了超過 150 篇科學論文和書本章節。Frost 博士在國際強迫症基金會的科學顧問委員會服務，並且與 Gail Steketee 博士合力編輯在該基金會網站中的「囤積中心」（Hoarding Center）。他合著了數本關於囤積症的書，包括 *Buried in Treasures: Help for Compulsive Acquiring, Saving, and Hoarding*（與 David Tolin 和 Gail Steketee 合著，由 Oxford 大學出版社出版）。此書於 2010 年獲得認知行為治療協會的自助書籍優異獎。他銷量最好的書是 *Stuff: Compulsive Hoarding and the Meaning of Things*（與 Gail Steketee 合著），由 Houghton Mifflin Harcourt 出版社於 2010 年出版，在同年入圍「更好生活好書獎」的書籍；此書還被麻州圖書獎中評為 2011 年必讀的書，並且被翻譯成四種語言。他的工作主要是接受國際強迫症基金會和美國國家精神衛生研究院的資助研究。Frost 博士是囤積動物研究聯盟的原始成員之一，也曾擔任眾多社區的顧問，並成立專責小組處理囤積問題。2012 年，他因在囤積症領域傑出的創新、治療和研究，獲頒舊金山心理健康協會和國際強迫症基金會的終身成就獎。

關於校閱者

黃政昌

現任：中國文化大學心理輔導學系副教授、臺灣心理治療學會理事長、華人心理治療基金會強迫症特約心理師

曾任：臺灣諮商心理學會理事兼專業實習委員會主任委員、臺北市諮商心理師公會常務理事／理事長／常務監事、董氏基金會心理健康促進諮詢委員、國家通訊委員會（NCC）「廣播電視節目廣告諮詢會議」諮詢委員、中國文化大學學生諮商中心主任、中華民國諮商心理師公會全國聯合會籌備處主任委員、臺灣諮商心理學會理事、臺北市十信工商輔導主任

學歷：國立臺灣師範大學諮商心理學碩士、博士

證照：中華民國諮商心理師高考及格、中等學校輔導教師證、小學教師證

經歷：小學教師、軍中心理分析官、中學實習輔導教師、高職主任輔導教師、大學輔導教師、心理與輔導課程講師、醫院實習心理師、醫院特約心理師、強迫症特約心理治療人員、心理教育顧問

專長：心理評估工具編製、強迫症治療與研究、強迫症認知行為治療、完美主義研究、學校與社區心理學、青少年心理問題治療

關於譯者

唐國章

現任：國立海洋大學全職實習心理師、澳門心理學會 ICISF 認可危機事故危機支援小組組員

曾任：臺北市泰北高中兼職實習心理師、MACSA 澳洲澳門學生聯會幹事

學歷：（澳門人）澳洲迪肯大學（Deakin University）應用心理學系學士
中國文化大學心理輔導學系碩士生

致謝

作者十分感謝參與研究的人共同為本書所做出的貢獻，特別是那些治療試驗的參與者，這些研究形成了囤積症治療的基礎。我們同樣感謝來自世界各地的臨床學者和研究同僚，他們優秀的研究成果使我們能夠提高對囤積症的理解。如果沒有與他們的長期合作和夥伴關係，我們可能就無法完成這本作品。Oxford大學出版社在整個寫作過程給予了高度的支持；在Sarah Harrington、Andrea Zekus、Prasad Tangudu等相關他人的幫助下，共同為本《治療手冊》和《自助手冊》提供了規劃、編寫和編輯等協助。Gail 特別感激她的丈夫 Brian McCorkle，為了這兩本書的修訂，在這整整數個月撰寫和編輯過程中所提供的支持；Randy 特別感謝他的妻子 Sue，她的支持和鼓勵使這次的作品可以順利完成。

中譯版序

翻譯緣起

節省、保存、囤積、捨不得丟等等相關名詞，在我們華人的文化裡，很多時候是具有正向文化的鼓勵性質，象徵著好的生活習慣與人格特質，或許跟那個戰後物質生活不充裕的年代有關，文化潛意識裡總是隱藏著「既然是免費的，那就多多益善」、「不要浪費，丟了很可惜」、「留下來、將來會用到的」、「捨不得丟、丟了會後悔」等等的內在聲音與信念。我們對這些「物品」投射了很多的情感意義，這些強烈的情感，已不僅僅是原來物品的物理性（實用性）功能，像是帶來生活的舒適與便利；更是滿足了我們許多隱含的心理性需求，如安全感的依附與情緒上支持。

但是，當囤積不再是一種美德？當它已經造成自己與家人的嚴重困擾時，這些「必須」／「一定」／「應該」要有的儲物／囤積／節省等信念，不但沒有提升我們的生活功能與品質，反而讓這些物品變成一種「複雜的枷鎖」，例如家中到處堆積的物品、無法行走的通道、東西經常找不到，或是房子裡出現異味、浴室無法洗澡、廚房不能烹飪，甚至房間已經沒位置可以睡覺，此時連房子的物理功能都逐漸喪失了，更遑論避風港、家人相聚、朋友來訪等家的心理上意義了。因此，美國精神醫學會（APA）2013 年出版的《精神疾病診斷與統計手冊第五版》（DSM-5）中，已正式將囤積症（Hoarding Disorder, HD）從強迫症（OCD）中獨立出來（註：囤積症就是儲物症，台灣精神醫學會在 2014 年出版的《精神疾病診斷與統計手冊第五版》（DSM-5）中，將它翻譯為「儲物症」一詞。），特稱為「強迫症的相關障礙症」（Obsessive-Compulsive and Related Disorders），終身盛行率在 2%至 6%之間，APA 希望更多受此問題困擾的人接受評估與治療。

綜觀目前出版市場，雖然已有一些教導如何整理家居物品與斷捨離的書籍，或是訓練相關的收納人員（如：居家整理師、整聊師、收納師……等）。但是，這些書籍或訓練觀點，畢竟不是從心理學的專業角度來剖析，更缺乏心理專業治療的基礎。恰巧，譯者發現 Steketee 與 Frost 所著 *Treatment for Hoarding Disorder*（2nd ed）這本好書；兩位囤積症治療大師，不但是 DSM-5 中囤積症診斷標準的參與制定者，更是當前強迫症、囤積症的治療權威，出版相關書籍數十本與相關論文數百篇，而本書是非常實作的治療工具書，同時包括《治療手冊》與《自助手冊》兩本；因此，非常榮幸也有使命感的翻譯這本囤積症治療專書，希望帶給相關治療人員重要參考，也幫助更多深受囤積症困擾的個案與家屬。

本書特色

本書原文書是屬於 Oxford 大學出版社 Treatments *That Work*™系列的一套書籍，由 Steketee 與 Frost 兩位囤積症大師所著。本書最大特色就是這是一套實用型的治療工具書，特色如下：

✓ 包括《治療手冊》（*Therapist Guide*）與《自助手冊》（*Workbook*），方便囤積症的相關治療人員直接進行搭配使用，因為兩本手冊的各章節是相互對應的，因此治療師可以參閱《治療手冊》，得到更多詳細的治療原理與說明；個案則可透過參閱《自助手冊》而直接參與治療活動，或是回家繼續自我練習。

✓ 本書提供二十多個相關的量表或表單，方便治療過程中進行各項評估檢測與練習活動，非常體貼便利；治療師或個案不用再辛苦去影印或準備這些表單；而且有詳盡的範例來充分說明如何使用這些表單。

✓ 認知行為取向的《治療手冊》，容易操作執行，本書從三個階段深入淺出地剖析囤積症的本質、治療策略及後續發展。尤其，書中提供許多具體可行的囤積行為改變技術、改變不合理囤積信念想法的策略，結合手冊中所提供的練習表單或評量工具，更可以有效的進行治療工作。

讀者對象

✓ 本書適合精神科醫師、心理師、護理師、社工師、輔導老師等囤積症的相關治療人員，作為執業的參考工具，透過書中各種評估與改變的練習表單，幫助治療人員設計治療方案，有效治療各種囤積問題與行為。

✓ 本書可作為大學校院心理、輔導、社工、特教等相關系所開設「輔導原理與實務」、「個案研究」、「變態心理學」、「心理病理學」、「心理評估」、「認知行為治療」、「諮商實習」、「臨床實習」等課程的參考用書，幫助學生充分了解囤積症的成因與相關治療技術。

✓ 本書可提供從事整理家居物品相關收納人員（如：居家整理師、整聊師、收納師……等）課程的訓練教材，以增加他們從心理學角度來剖析與干預的能力。

✓ 本書針對關注囤積的社會大眾，提供一個專業的說明與治療示範，幫助一般大眾了解哪些囤積、節省，已經不再是一種美德，而是一種偏差行為與心理疾病了；透過早期的發現、轉介及治療，儘早幫助個案與其家庭找回原有的自由與生活的品質。

感謝的人

本書的翻譯完成，首先感謝心理出版社林敬堯總編的全力支持與協助出版事宜，因為這本書不一定是暢銷書但肯定會是常銷書，謝謝出版社對於專業書籍出版的使命；其次，感謝唐國章譯者一起參與本書的翻譯，國章是我指導的研究生，對於囤積行為也有高度興趣，他本身是澳洲的大學心理系畢業，因此我借重他的語言能力，也期待未來在論文與專業上能看到他更上一層樓的表現；校閱期間也不斷進行討論與確認，以求全書翻譯風格與詞彙的統一。最後，本書雖然盡力求完善，難免才疏學淺，仍有不適之處，還請讀者與先進們不吝指正。

黃政昌、唐國章於中國文化大學心理輔導學系

2021 年 2 月

第 1 章　介紹

目標

- 認識強迫性囤積
- 了解這個治療計畫和包含的內容

什麼是囤積

個人物品在每個人的生活中都是一個重要的角色。這些物品帶給我們舒適感、便利和愉悅。他們可以幫助我們過著充實而幸福的生活。但有時候，當我們失去對它們的控制時，它們會導致破壞和毀滅。對於這實際情況的認識相當晚，首次囤積的系統研究一直到 1990 年代初才出現。然而，從那以後，大量的研究教會了我們很多關於囤積的知識。2013 年，美國精神醫學會在《精神疾病診斷與統計手冊第五版》（DSM-5）的診斷標準中，將囤積視為一種獨特的疾病。囤積的主要症狀是保留很多的物品以至於干擾了其生活的能力。具體而言，物品的堆積使家庭的居住空間變得雜亂，導致它們不能發揮其原有的用途。這導致社會、個人、職業和財務功能方面的重大問題，並可能導致相當大的情緒困擾。此外，在大多數情況下，收集問題顯而易見，包括收集免費物品、撿拾其他人扔掉的東西及強迫性購買。過度收集和保留都會導致家中雜亂，干擾舒適地使用空間的能力。家庭的生活區域混亂是真正囤積問題的必要條件，在閣樓、壁櫥和地下室充滿物品並不構成被評為障礙的程度。

我們知道，囤積大多開始於童年，通常在家庭中進行。事實上，最近的研究表明這個問題存在著遺傳因素。囤積通常是慢性的，沒有治療就不會好轉。囤積問題非常普遍，影響人口從2%到6%。囤積的後果可能是毀滅性的，包括因火災而死亡或被倒下的物品壓傷。它也會對家庭產生破壞性影響。你可以在我們的書 *Stuff: Compulsive Hoarding and the Meaning of Things*（2010, Houghton Mifflin Harcourt）中了解更多關於囤積現象的資料。

除了可能的遺傳易脆性外，囤積症（Hoarding Disorder, HD）的人似乎有不同的訊息處理方式並對物品有不同的想法。因為這些問題，人們變得收集和保留太多東西，並且逃避決定、丟棄及整理。下面簡要概述如何發生這些情況。

訊息處理問題

許多患有囤積症的人都有注意力不足問題，這使他們難以持續專注，特別是對於一項艱鉅的任務。這些注意力不足／過動症（ADHD）類型的問題導致清除雜亂的低效率且無效的行為。你可能已經留意到，當你坐下來開始清理雜亂時，你的注意力會被吸引到其他事物上。不久之後，你會發現自己在閱讀一本雜誌，而不是決定要保留什麼和丟棄什麼。

有效的物品整理需要能夠將類似的物品組合成有意義的類別以進行歸檔和／或儲存。有囤積問題的人在這方面有困難，他們似乎認為每個物品都是複雜、獨特及不可取替的。在丟棄之前，必須考慮物品的每個特徵，並且評估再次發現其獨特性的可能性。整理／丟棄的嘗試通常是檢視一個物品，並將其放回到原來的一堆東西中，結果是一堆無論是重要抑或是不重要的無關聯物品，在整理的過程中被「翻動」並導致「失去」重要的物品。

對於記憶力較沒信心可能使囤積者訊息處理變得複雜，他們往往缺乏記住物品能力的信心，許多人也認為幾乎記住所有物品是很重要的。為了避免忘記閱讀過的東西的訊息，他們會保留紙張或雜誌。此外，他們希望將重要物品放在可視範圍內，以確認它們的存在。對他們來說，把任何東西放在視線之外意味著可能會不記得擁有它們了。看到一個物品會提升其價值，使得看似不重要的東西（例如：寫著無法識別的電話號碼紙條）被提升到與重要事物相同的程度（例如：薪水支票）。因為囤積者視大部分事物都是重要的，幾乎所有物品都必須放在視線範圍以內。當使用某一物品時，它的「重要性」很高，所以放在物品堆的最上面——視線內。之後的物品取代其「重要的」的位置，並覆蓋前一個「重要的」物品，最終埋入物品堆中。物品堆由一層層「重要的」物品組成。

物品通常對囤積者有強烈的視覺吸引力。他們想把物品留在眼前，所以它們最終會在房間的中間。同時，他們注意到單個物品，但似乎無法看到整體。相當多的囤積者都有我們所稱的「雜亂失明」（clutter blindness），他們沒有注意到自己家裡的雜亂程度。

圖像訊息處理的另一個相關部分是一種過於複雜的思考。囤積者似乎比其他人有更多關於物品的主意和想法（即關於使用、價值、美學、機會等的想法）。關於物品的這些細節是十分複雜和豐富的，以至於難以區分重要和不重要的詳細訊息。這使很難決定是否保留或丟棄物品，以及儲存它們的位置和方式。

評估保留的利弊得失是另一個複雜因素。當試圖丟棄或整理時，丟棄的代價主導著那個人的想法，他們很少或根本沒有考慮保留一件物品的代價或丟棄它的好處。在抗拒收集衝動上也有同樣的問題。

對物品的想法

兩個方面的思考在囤積問題中扮演重要的角色。第一個是思考模式，第二個是關於物品的特定信念。關於思考方式，長期以來心理學家和精神病學家已經認識到某些思考模式會影響我們對自己和世界的感受。例如，David Burns 博士（1989）在推理中發現了一系列導致情緒困擾的常見錯誤。強迫性囤積中常見的思考模式特徵包括：

1. **全有或全無的想法**（all-or-nothing thinking）：以「最」、「所有」、「無」等極端詞語為例的非黑即白想法，往往伴隨著完美主義的標準。例如：「看起來這個盒子裡的所有東西都非常重要。」

2. **過度推論**（overgeneralization）：從單一事件到所有情況的推論，使用「總是」或「從不」這樣的詞。例如：「如果我移動了它，我會永遠找不到它。」和「如果我不保留這個，我將永遠後悔。」

3. **妄下結論**（jumping to conclusions）：缺乏支持事實的情況下預測負面結果，類似於災難化。 例如：「你知道我只要決定丟棄它，我就會需要它。」

4. **災難化**（catastrophizing）：誇大可能結果的嚴重性。例如：「如果我扔掉它，我會瘋狂地惦記著它。」

5. **否定正面的事**（discounting the positive）：不願承認正向經驗。例如：「創建了歸檔系統並不是真正的進步，因為還有很多工作要做。」

6. **情緒化推理**（emotional reasoning）：使用情緒而不是邏輯，以感情取代事實。例如：「如果我把它丟掉就會感到不舒服，那就意味著我應該保有它。」

7. **道德推理**（moral reasoning）：「應該」的陳述（包括「必須」、「應當」、「一定要」）伴隨著內疚和挫折；通常由完美主義標準驅使。例如：「我必須保留這些健康訊息以防萬一 John 會用得到。」

8. **標籤作用**（labeling）：在自己或他人身上貼上負面標籤。例如：「我找不到電費單。我是個白痴。」和「她想要我所有的東西只是因為她很貪心。」

9. **低估及高估**（under- and overestimating）：低估完成任務的時間或低估應對能力，或相反地，高估一個人完成任務的能力或這樣做的情感代價。例如：「我終有一天可以閱讀那些報紙。」

對於物品的思考內容賦予物品意義。有囤積問題的人在物品中找到的意義遠遠大於大多數人。有趣的是，沒有囤積問題的人在他們的物品中也發現同樣的意義，但強度、範圍和數量並沒有那麼大。物品可以具有廣泛的意義，包括下面描述的意義，你可能也會在自己身上辨認出這些意義。

一般的物品意義

美貌	從不尋常的物品中尋找美貌和美感
記憶	相信／擔心沒有物品就會失去記憶，或那物品包含或保存著記憶
實用性／可能性／獨特性	看到所有物品實質上的作用；看到其他人看不到的物品的可能性
多愁善感	賦予物體情感意義；擬人論
舒適／安全	感受物品（與行為相關，如購物）所提供情感上的舒適感；物體作為安全感來源（安全信號）
認同／自我價值的識別	相信物品是人的一部分或代表人可以成為誰；物品作為自我價值的代表
控制	擔心別人會控制某個人的物品或行為
錯誤	追求完美般對待犯錯、某種狀況或物品的使用
責任／浪費	堅信不浪費物品、污染環境或負責任地使用物品
社交	購買或收集物品提供了其他方式無法獲得的社交聯繫

我們在物品身上學到什麼

當我們給予我們的物品意義變得強烈時，看到它們會帶給我們一種正向的感覺。一個簡單的花瓶美學品質可以提供強烈的樂趣，一本食譜可以產生煮一頓招待朋友的盛豐晚餐的想像，可以實現一個人作為晚宴主人和／或好廚師的身分感。想像其他的一次性物品被完全使用，而不是直接扔進垃圾場，會讓人感覺很好。將無生命的物體視為有感覺的並且可以提供一種陪伴感，在每一種情況下，正向情緒都是短暫的，但它們可能非常強烈。類似地，至少在最初階段，與收集新物品相關的感覺可能是令人振奮的，這些經驗使收集和保存物品的可能性更大，透過這種方式，我們給予物品的意義強化了收集和保存它們的行為，但強化是短暫的，這些物品經常在某處堆放，很少見到或再次使用。現在他們已成為問題的一部分，而不是真正快樂的來源。

丟棄物品的想法所帶來的不適感與收集和保留物品所得到的短期正增強同樣強大。我們賦予物品的意義會帶來不適感，並使我們逃避想到失去它們時的痛苦。例如，保留報紙重要訊息的信念可能會讓人想到回收它時會感到不安：「我可能會失去一個重要的機會。」逃避這種不適感的簡單方法就是把它繼續保留下來。如果一本食譜提供了對生活的想像，那麼丟棄它的想法就像失去了那個夢想，只需保留食譜並將其放回物品堆中就可以讓這種悲傷感消失。囤積者經常說，當他們看到自己想要收集的東西時，不收集的想法彌漫著一種失落感，並且會想像永遠不會再有收集它們的機會。逃避這些不舒服感覺的最簡單方法就是去收集。因此，將一些東西放在物品堆上的簡單舉動就可以逃避了對物品做出決定的整個不舒服過程。

這個治療計畫是如何建立的？

這裡描述的干預計畫源於我們與許多個案的合作，我們在個人和團體治療方面進行了深入研究。該療法包括每週一次的治療室療程，以減少收集、學習整理技能、物品分類、決定丟棄什麼、改變信念、減少逃避辛苦的情緒和任務。定期但較不頻繁的家訪療程使人們能夠在自己的家庭環境中習得技能，因此在治療結束時可以保持成功的效果。

在過去幾年中，這種療法已用於許多中度至重度囤積問題，並且還有其他問題，例如：注意力缺陷症、憂鬱症、婚姻問題、社交焦慮及健康問題。這些個案在他們的工作和社交生活中運作得非常好，但卻無法從洗澡和睡覺之外的其他充滿嚴重雜亂的生活空間中取得進展。其他人儘管在工作、社交和家庭生活方面仍存在重大問題，但是他們已然有一定程度的改善。

我們已經完成了一項等待名單的控制的研究，在該研究中，我們將患有囤積症的個案隨機分配到立即治療組或等待名單（12 週治療期間）（Steketee, Frost, Tolin, Rasmussen, & Brown, 2010）。治療包括 9 至 10 個月的 26 次治療，每月進行一次家訪。在開始治療計畫的 43 人中，只有 6 人（14%）由於各種原因沒有繼續，例如決定處理另一個他們認為更重要的問題或無法找到時間投入治療。這些個案的年齡從 42 到 66 歲不等，約 35%是男性。即使僅僅 12 週後，相對於等待名單上的個案（11%），接受治療的個案囤積症狀顯著減少（27%）。雖然從統計上看似乎不是這樣，但這種差異被認為是非常大的。在 26 次療程後，完成治療個案的囤積症狀減少了 39%，效果更大。此外，超過 80%完成治療的個案將自己評為「多」或「非常多」改善。這些發現非常正面，特別是對於藥物或其他心理治療方法反應不佳的問題。事實上，目前還沒有標準的藥物可以持續改善囤積，我們也不知道其他任何形式的心理治療對囤積行為是有效的。

這個計畫的簡要說明

在整個治療計畫中，你會學習到各種處理囤積和過度收集的技能和技術。在最初的幾個療程中，治療人員將幫助你評估囤積問題以及它如何影響你的生活。治療人員會想要進行家訪，對你囤積問題的程度有更好的了解。同時，你也會建構一個模式，以幫助基於你的擁有物的含義來解釋囤積行為，你的模式將幫助你更好地了解你的症狀及其發展方式。後來的療程則側重於治療的準備，並為你的特定病例選擇最有效的干預方法，在每個療程裡，你的治療人員都會與你一起工作，以保持你的改變動力。

這治療會教你解決問題和做決定的技巧。你將制定個人整理計畫並在自己的家中施行，你會被要求參與分類和做決定的練習，這將會逐漸幫助你適應做出艱難選擇、丟棄物品以及不收集物品的不適感。在治療人員的幫助下，你將一件一件、逐個房間地對你的所有物品進行分類，並學習丟棄、回收和捐贈你決定不保留的物品。這項工作會包括檢查你如何看待你的物品以及你賦予給它們的意義，這些意義可能是真的，也可能不是。你會被要求用不同的觀點檢視你的收集和保留行為，以幫助你改變導致雜亂問題的想法。最後，你會學習到如何預測和應對壓力源，以及保持新習慣的策略。所有的這些工作都會與你的治療人員合作完成，他們會要求你密切地觀察自己的想法、情緒及行為，並邀請你分享關於實現改變所需最佳方式的一些看法。

當你發現自己感到焦慮、內疚或沮喪時，你可能會動搖繼續在囤積行為改變的動力。舊習慣，即使是你認知它是壞習慣也難以打破，此治療計畫旨在幫助你與治療人員建立支持性關係，幫助你專注於未來的任務。

使用《自助手冊》

這本《自助手冊》包含你參與此治療所有需要的表單、工作單及練習。你會在治療人員的指導下閱讀本書。每章都包含一系列目標，重點是幫助你學習特定的方法或技巧，以評估你的問題、理解它，並調整你的想法、感覺和行為。互動性表單和工作單都會包含在首次介紹它們的每一章中。在附錄中有更多表單，也可以從 Treatments *That Work*™網站（www.oup.com/us/ttw）下載。按照治療人員的說明使用這些表格。每章結尾都列出了家庭作業練習，你和你的治療人員會一起討論每週你可以做些什麼來練習新技能、想法和行為。

本《自助手冊》是你治療的重要組成要素，你需要定期參考。你應該將它帶到每個療程，並與治療人員討論存放它的最佳位置，這樣你就可以避免在雜亂的家中放錯地方或弄丟了。

參考文獻

Burns, D. (1989). *Feeling good handbook*. New York: Morrow.

Steketee, G., Frost, R. O., Tolin, D. F., Rasmussen, J., & Brown, T. A. (2010). Waitlist controlled trial of cognitive behavior therapy for hoarding disorder. *Depression and Anxiety*, *27*, 476–484.

第 2 章　評估囤積問題

目標

- 完成個人療程表
- 完成評估檢測
- 允許你的治療人員進行家訪
- 選擇一名家人、朋友或其他人擔任「教練」

自我評估

下頁的「個人療程表」是你每次與治療人員會面時要完成的，不論是在治療室、你家或你與治療人員所安排的場景。在這本《自助手冊》的附錄中有更多的「個人療程表」以供在治療中使用。使用這些表單，記錄你的應辦事項、你想從療程作業中討論的重點，以及你下次想討論的任何主題。盡量仔細地完成這份表單，以記住你從療程中學習到的東西。在療程的最後，你和你的治療人員會重新檢視表單以找出哪些方法對你來說是最有效的，所以你需要填寫足夠的內容以確定在需要的時候可以從你的筆記中回想起來。

使用後面幾頁的評估工具以確定你是否有囤積問題及對你生活影響的程度。在附錄中有提供計分的簡要指導。你的治療人員會與你一起為這些測驗進行評分和討論結果。

個人療程表

個案：＿＿＿＿＿＿ 療程#：＿＿＿＿＿ 日期：＿＿＿＿＿

應辦事項：

重點：

家庭作業報告：

下次討論：

在附錄中有更多的個人療程表

囤積評定量表（HRS）

日期：__________

1. 由於雜亂或物品的數量，你在家中使用房間有多困難？

0 --------- 1 --------- 2 --------- 3 --------- 4 --------- 5 --------- 6 --------- 7 --------- 8

一點都不困難	輕微	中等	嚴重	非常困難

2. 在難以丟棄（或回收、轉售、贈送）其他人會丟棄的普通物品上，你有多大程度的困難？

0 --------- 1 --------- 2 --------- 3 --------- 4 --------- 5 --------- 6 --------- 7 --------- 8

不困難	輕微	中等	嚴重	非常困難

3. 在收集免費物品，或購買超出你需要的物品或可以使用的物品或能夠負擔的物品等向度上，你目前有多大程度的問題？

0 --------- 1 --------- 2 --------- 3 --------- 4 --------- 5 --------- 6 --------- 7 --------- 8

沒問題	輕微	中等	嚴重	極端

0 ＝沒問題
2 ＝輕微，**偶爾（少於每週）**收集不需要的物品，
或收集少量不需要的物品
4 ＝中等，**定期（每週一次或兩次）**收集不需要的物品，
或收集一些不需要的物品
6 ＝嚴重，**頻繁（每週幾次）**收集不需要的物品，
或收集許多不需要的物品
8 ＝極端，**經常（每天）**收集不需要的物品，
或收集大量不需要的物品

4. 因為雜亂、丟棄困難，或購買或收集物品的問題等向度上，你有多大程度的情緒困擾？

0 --------- 1 --------- 2 --------- 3 --------- 4 --------- 5 --------- 6 --------- 7 --------- 8

沒有／根本沒有	輕微	中等	嚴重	極端

5. 因為雜亂、丟棄困難，或購買或收集物品的問題，而造成你多大程度的生活損害（日常生活、工作／學校、社交活動、家庭活動、經濟困難）？

0 --------- 1 --------- 2 --------- 3 --------- 4 --------- 5 --------- 6 --------- 7 --------- 8

沒有／根本沒有	輕微	中等	嚴重	極端

表 2.1　囤積症和非囤積症樣本在囤積評定量表的切截分數和典型分數（Tolin, Frost, & Steketee, 2010）

	切截分數（等於或高於此分數表示囤積行為）	囤積症個案的平均數（標準差）	非囤積症個案的平均數（標準差）
全量表	14	24.22（5.7）	3.34（5.0）
#1 雜亂	3	5.18（1.4）	0.64（1.1）
#2 丟棄困難	4	5.10（1.4）	0.82（1.4）
#3 收集	2	4.08（1.9）	0.75（1.3）
#4 痛苦	3	4.83（1.3）	0.73（1.0）
#5 干擾	3	5.03（1.4）	0.42（1.0）

儲存量表修訂版（SI-R）

日期：__________

對於下面的每個問題，圈出你在**過去一週**經驗中最接近的數字。

0	1	2	3	4
沒有	一點	適量	大多數／很多	幾乎全部／完全合乎

1. 你家裡有多少生活面積是有凌亂的物品？（考慮廚房、客廳、飯廳、走廊、臥室、浴室或其他房間的雜亂程度。）	0	1	2	3	4
2. 你控制收集物品衝動的能力？	0	1	2	3	4
3. 家中雜亂阻礙你的程度？	0	1	2	3	4
4. 你控制保留物品衝動的能力？	0	1	2	3	4
5. 家中雜亂難以行走的程度？	0	1	2	3	4

對於下面的每個問題，圈出你在**過去一週**經驗中最接近的數字。

0	1	2	3	4
一點也不	輕微	中等	相當大／嚴重	極端

6. 你難以丟棄東西的程度？	0	1	2	3	4
7. 你認為丟棄東西這個任務的痛苦程度？	0	1	2	3	4
8. 你雜亂的房間裡的物品多到什麼樣的程度？	0	1	2	3	4
9. 如果你無法收集你想要的東西，你會感到多麼痛苦或不舒服？	0	1	2	3	4
10. 家中雜亂影響你的社交、工作或日常功能的程度？想想你因為雜亂而不做的事情。	0	1	2	3	4
11. 你購買或收集非立即使用的免費物品的衝動有多強烈？	0	1	2	3	4

儲存量表修訂版（SI-R）（續）

對於下面的每個問題，圈出你在**過去一週**經驗中最接近的數字。

0	1	2	3	4
一點也不	輕微	中等	相當大／嚴重	極端

12. 你家中雜亂到讓你感到苦惱的程度是？	0	1	2	3	4
13. 你想要保留你可能永遠不會使用的東西的衝動有多強？	0	1	2	3	4
14. 你對自己的收集習慣感到多不安或苦惱？	0	1	2	3	4
15. 你覺得無法控制家中雜亂的程度是？	0	1	2	3	4
16. 你的保留或強迫性購買帶給你多大程度上的經濟困難？	0	1	2	3	4

對於下面的每個問題，圈出你在**過去一週**經驗中最接近的數字。

0	1	2	3	4
永不	很少	有時／偶爾	頻繁／經常	非常頻繁

17. 你多常因為過於緊張或耗費時間而避免嘗試丟棄物品？	0	1	2	3	4
18. 你多常會感到被迫要收集一些你看到的物品？例如，當逛街購物或有提供免費物品時？	0	1	2	3	4
19. 你多常需要決定去保留一些你不需要且沒有空間給它們的物品？	0	1	2	3	4
20. 你多常會因為家中雜亂而阻礙你邀請他人到訪？	0	1	2	3	4
21. 你多常實際購買（或免費收集）你沒有立即使用或需要的物品？	0	1	2	3	4
22. 你家中的雜亂情形會有多大程度阻礙家中某些事情原有的功能？例如：烹飪、使用家具、洗碗、清潔等。	0	1	2	3	4
23. 你多常無法丟棄一件你想要丟棄的物品？	0	1	2	3	4

表 2.2 囤積症和非囤積症樣本在儲存量表修訂版的切截分數和典型分數（Frost, Steketee, & Grisham, 2004）

	切截分數（等於或高於此分數表示囤積行為）	囤積症個案的平均數（標準差）	非囤積症個案的平均數（標準差）
全量表	41	62.0（12.7）	23.7（13.2）
雜亂	17	26.9（6.6）	8.2（7.1）
丟棄困難	14	19.8（5.0）	9.2（5.0）
過度收集	9	15.2（5.4）	6.4（3.6）

雜物影像評量表（CIR）

日期：＿＿＿＿＿

使用三個系列圖片（客廳、廚房、臥室），請選擇最能代表你家中每個空間雜亂程度的圖片。在下面的橫線上填上數字。

請選擇最接近準確的圖片，即使它不完全正確。

如果你家沒有下列空間，只需在該橫線上填寫「不適用」。

空間	與哪一張圖片最接近（1 至 9）
客廳	＿＿＿＿＿
廚房	＿＿＿＿＿
臥室 #1	＿＿＿＿＿
臥室 #2	＿＿＿＿＿

另外，請在下面橫線上為你家中受雜亂影響的其他空間做出評估。使用**客廳**圖片進行評分。

飯廳	＿＿＿＿＿	
走廊	＿＿＿＿＿	
車庫	＿＿＿＿＿	
地下室	＿＿＿＿＿	
閣樓	＿＿＿＿＿	
汽車	＿＿＿＿＿	
其他	＿＿＿＿＿	請明確說明：＿＿＿＿＿

任何空間評分在 3 分以上（> 3）需要特別關注。

雜物影像評量表（CIR）（續）

客廳

請選擇下列哪張圖片的雜亂程度最貼近你的客廳。

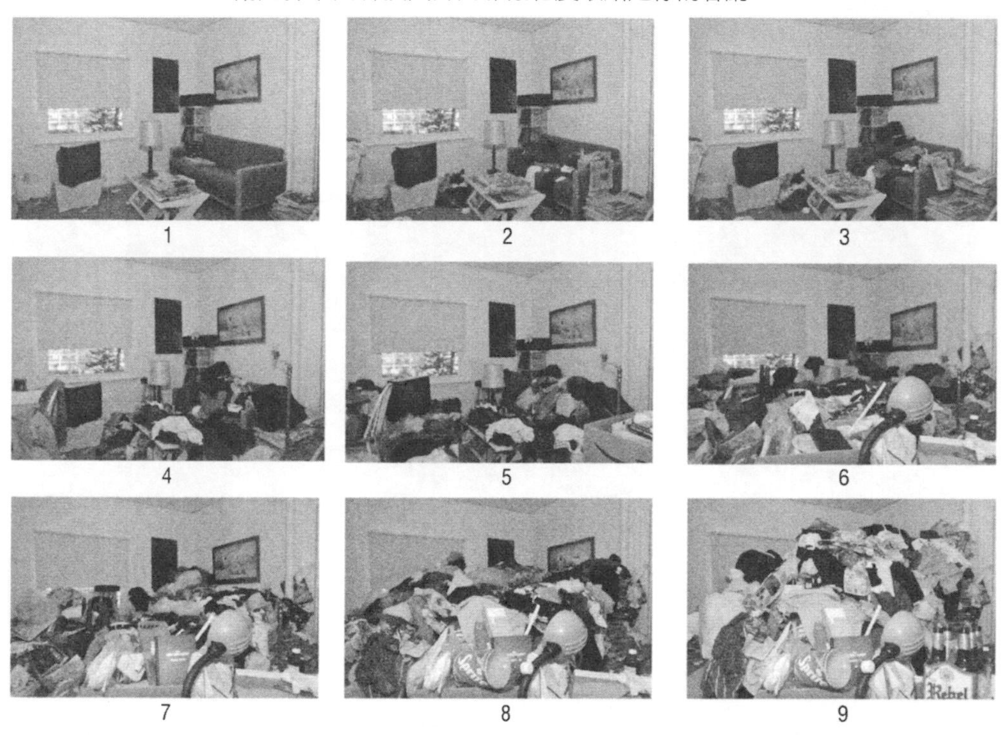

圖 2.1　雜物影像評量表：客廳

廚房

請選擇下列哪張圖片的雜亂程度最貼近你的廚房。

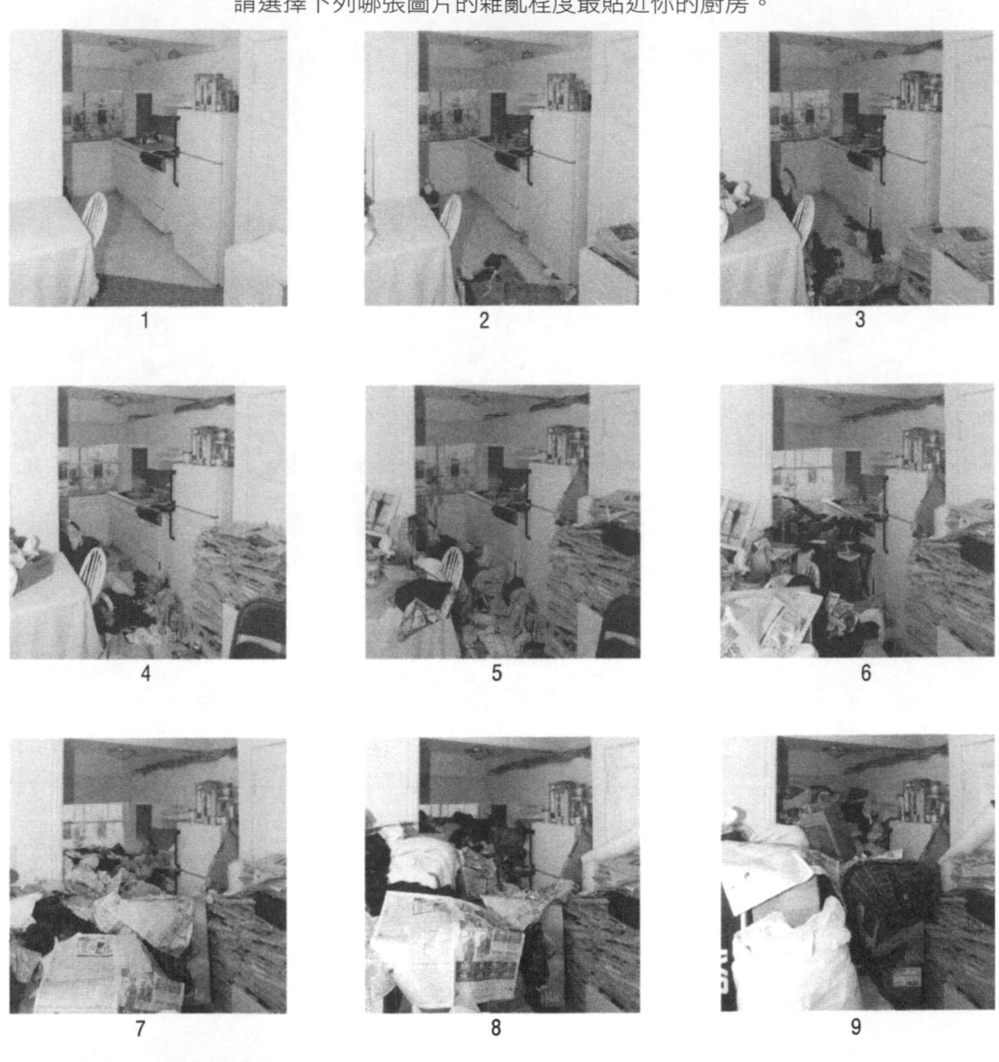

圖 2.2　雜物影像評量表：廚房

臥室

請選擇下列哪張圖片的雜亂程度最貼近你的臥室。

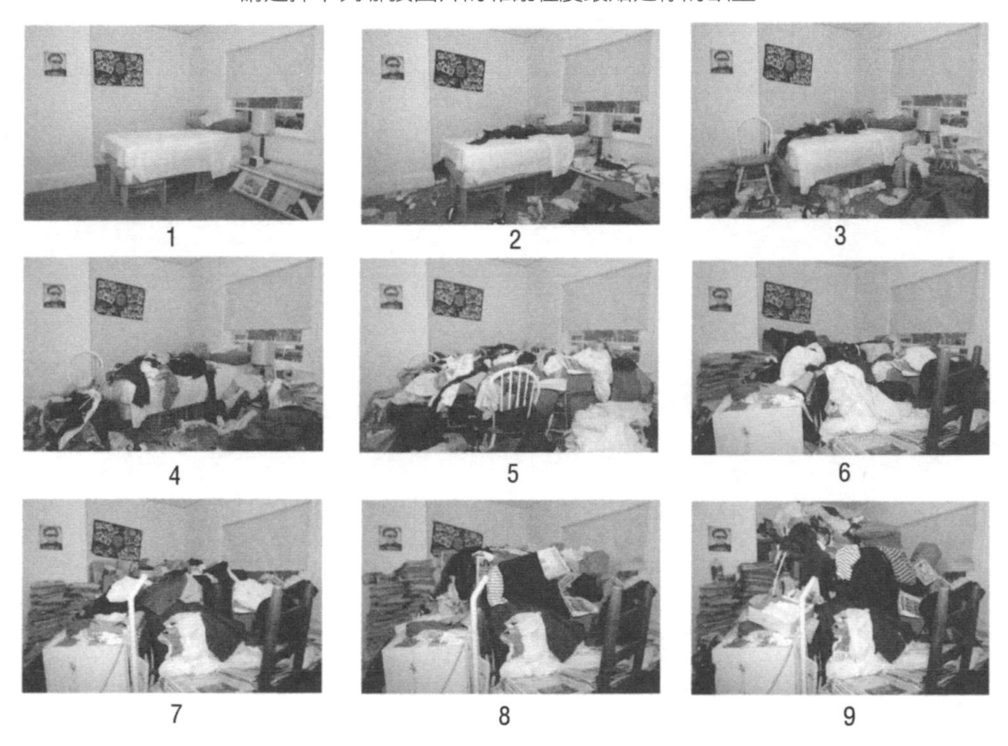

圖 2.3　雜物影像評量表：臥室

表 2.3　囤積症和非囤積症樣本在雜物影像評量表的典型分數（Tolin, Frost, Steketee, & Renaud, 2008）

	囤積症個案的平均數（標準差）	非囤積症個案的平均數（標準差）
客廳	3.7（2.0）	1.3（1.0）
廚房	3.4（1.6）	1.2（0.6）
臥室	4.1（1.6）	1.3（0.8）

儲存認知量表（SCI）

日期：__________

使用下面的量尺來説明你**過去一週**決定是否要丟棄某些物品的想法程度。（如果你在過去一週內沒有嘗試丟棄任何物品，請説明如果你試圖丟棄，你的感覺如何。）

1------------2------------3------------4------------5------------6------------7

一點也不　　　　　　有時　　　　　　非常強烈

1. 我無法忍受丟棄它。	1	2	3	4	5	6	7
2. 丟棄它意味著浪費寶貴的機會。	1	2	3	4	5	6	7
3. 拋棄這物品就像扔掉了我的一部分。	1	2	3	4	5	6	7
4. 保留它意味著我就不用依靠我的記憶。	1	2	3	4	5	6	7
5. 如果有人在未經我許可的情況下扔掉我的東西，這會讓我感到傷心。	1	2	3	4	5	6	7
6. 失去這個物品就像失去一個朋友一樣。	1	2	3	4	5	6	7
7. 如果有人接觸或使用它，我將會失去它或它會不見了。	1	2	3	4	5	6	7
8. 扔掉一些東西就像放棄心愛的人。	1	2	3	4	5	6	7
9. 扔掉它就像失去了我人生的一部分。	1	2	3	4	5	6	7
10. 我視我的物品為我自己的延伸；它們是我的一部分。	1	2	3	4	5	6	7
11. 我對這物品的幸福負責。	1	2	3	4	5	6	7
12. 如果這物品可能對其他人有用，我有責任為他們保存。	1	2	3	4	5	6	7
13. 這物品與我擁有相同的感受。	1	2	3	4	5	6	7
14. 我的記憶太糟糕了，我必須把它放在視線範圍內，否則我會忘記它。	1	2	3	4	5	6	7
15. 我有責任找到這物品的用途。	1	2	3	4	5	6	7
16. 把一些東西扔掉我會感到我的一部分正在死去。	1	2	3	4	5	6	7
17. 如果我將它放入一個歸檔系統裡，我會完全忘掉它。	1	2	3	4	5	6	7
18. 我喜歡獨自操控自己的物品。	1	2	3	4	5	6	7
19. 當我沒有我需要的物品時，我會感到慚愧。	1	2	3	4	5	6	7
20. 我必須記住關於它的事，如果我扔掉它，我就記不住。	1	2	3	4	5	6	7
21. 如果我在沒有從中吸收所有重要訊息的情況下丟棄它，我將失去一些東西。	1	2	3	4	5	6	7
22. 這物品讓我感到安心。	1	2	3	4	5	6	7
23. 我喜歡我的一些物品，就像我愛一些人一樣。	1	2	3	4	5	6	7
24. 沒有人有權去碰觸我的物品。	1	2	3	4	5	6	7

表 2.4　囤積症和非囤積症樣本在儲存認知量表的典型分數（Steketee, Frost, & Kyrios, 2003）

	囤積症個案的平均數（標準差）	非囤積症個案的平均數（標準差）
全量表	95.9（31.0）	42.2（20.9）
情感依附	37.7（16.0）	14.8（8.7）
控制	15.8（4.2）	8.4（5.1）
責任感	22.3（8.2）	10.4（6.0）
回憶	20.3（8.1）	8.8（4.8）

日常生活囤積量表（ADL-H）

日期：____________

有時家中的雜亂會阻礙你進行日常活動。對於以下每項活動，請圈出最能代表你在執行此活動時，因為雜亂或囤積問題遇到困難的數字。如果由於其他原因（例如，由於身體問題而無法彎曲或靈活移動）而導致活動有困難，請不要納入評分中考量。只評估因囤積會遇到多少困難。如果活動與你的情況無關（例如，你沒有洗衣設施或動物），請選「不適用」（N/A）那格。

受雜亂或囤積問題影響的活動	可以輕鬆完成	輕微難度但可以做到	中等難度但可以做到	很困難但可以做到	無法做到	不適用
1. 準備食物	1	2	3	4	5	N/A
2. 使用冰箱	1	2	3	4	5	N/A
3. 使用火爐	1	2	3	4	5	N/A
4. 使用廚房水槽	1	2	3	4	5	N/A
5. 在餐桌吃飯	1	2	3	4	5	N/A
6. 在屋內走動	1	2	3	4	5	N/A
7. 迅速出門	1	2	3	4	5	N/A
8. 使用廁所	1	2	3	4	5	N/A
9. 使用浴缸／淋浴	1	2	3	4	5	N/A
10. 使用浴室水槽	1	2	3	4	5	N/A
11. 迅速應門	1	2	3	4	5	N/A
12. 坐在沙發／椅子上	1	2	3	4	5	N/A
13. 睡在床上	1	2	3	4	5	N/A
14. 洗衣服	1	2	3	4	5	N/A
15. 找到重要的東西（如帳單、報稅表等）	1	2	3	4	5	N/A

表 2.5　囤積症和非囤積症樣本的日常生活囤積量表的平均分數（Frost, Hristova, Steketee, & Tolin, 2013）

	囤積症個案的平均數	非囤積症個案對照組的平均數
全量表	2.20（.74）	1.15（.75）

我們建議將分數分類為：
0 至 1.4　無至極小
1.5 至 2.0　輕度
2.1 至 3.0　中等
3.1 至 4.0　嚴重
4.1 至 5.0　極嚴重

安全問題表

日期：____________

有時候你家裡的雜亂可能導致一些安全的問題。請圈出下面最適合的數字，來表明你在家中遇到這些情況時的問題程度：

家中的安全問題	沒有	少許	有些／中等	大量	嚴重
1. 你家的地板、牆壁、屋頂或家庭其他部分的結構性損壞？	1	2	3	4	5
2. 你的自來水沒有運作？	1	2	3	4	5
3. 你的供暖系統沒有運作？	1	2	3	4	5
4. 你房子的任何部分是否有火災危險？（爐子上蓋著紙、爐子附近有易燃物品等。）	1	2	3	4	5
5. 醫療急救人員難以將設備在你家中搬移嗎？	1	2	3	4	5
6. 你家中的出口被擋住？	1	2	3	4	5
7. 上下樓梯或沿著其他走道中是否不安全？	1	2	3	4	5

任何一題得分為 2 分或以上時，是有意義的，需要進一步注意。

家居環境量表（HEI）

日期：___________

雜亂和囤積問題有時會導致衛生問題，請圈出最適合家居現狀的答案。

家中以下幾種情況的程度為何？

1. 火災危險
   0＝沒有火災危險
   1＝一些火災風險（例如，大量易燃材料）
   2＝中等火災風險（例如，易燃材料在熱源附近）
   3＝高火災風險（例如，易燃材料在熱源附近；電力危險等）
2. 發霉或腐爛的食物
   0＝沒有
   1＝廚房裡有幾塊發霉或腐爛的食物
   2＝整個廚房裡有些發霉或腐爛的食物
   3＝廚房和其他地方有大量發霉或腐爛的食物
3. 骯髒或堵塞的水槽
   0＝水槽空而乾淨
   1＝一些髒盤子和水在水槽裡
   2＝水槽充滿水，可能有堵塞
   3＝水槽堵塞；因為水已經溢到檯上等等
4. 積水（在水槽、浴缸、其他容器、地下室等）
   0＝沒有積水
   1＝水槽／浴缸中有一些積水
   2＝在幾個地方有積水，特別是指髒的水
   3＝在許多地方有積水，特別是指髒的水
5. 人或動物的排泄物或嘔吐物
   0＝沒有人的排泄物、動物排泄物或看得到的嘔吐物
   1＝少量人或動物排泄物（例如，沒沖廁所、在浴室或其他樓層上）
   2＝在不只一個房間內有中等程度的動物或人的排泄物或看得到的嘔吐物
   3＝地板或其他表面上有大量動物或人類排泄物或嘔吐物
6. 黴菌和發霉
   0＝沒有檢測到黴菌或發霉
   1＝在預期位置有少量的黴菌或發霉（例如，在浴簾或冰箱膠條）
   2＝大量、明顯的黴菌或發霉
   3＝大多數表面都有廣泛的黴菌或發霉

家居環境量表（HEI）（續）

7. 髒食物容器
   0＝所有餐具都洗淨並收起
   1＝一些未洗過的餐具
   2＝許多未洗過的餐具
   3＝幾乎所有餐具都沒有洗過
8. 骯髒表面（地板、牆壁、家具等）
   0＝表面完全乾淨
   1＝一些灑出物、一些塵土或污垢
   2＝不止一些灑出物，可能是生活區域上有薄薄的塵土或污垢
   3＝沒有表面是乾淨的；塵土或污垢覆蓋了一切
9. 成堆的髒污或污染物（衛生紙、頭髮、面紙、衛生用品等）
   0＝地板、表面等沒有髒污或污染的物品
   1＝垃圾桶或廁所周圍有一些髒污或污染的物品
   2＝許多髒污或污染的物品堆滿了浴室或垃圾桶的周圍
   3＝大多數房間的地板和表面都有髒污或污染的物品
10. 蟲子
   0＝沒有看到蟲子
   1＝看到一些蟲子；有蜘蛛網和／或蟲子糞便
   2＝看到許多蟲子和糞便；角落的蜘蛛網
   3＝成群的蟲子；大量糞便；許多蜘蛛網在家居用品上
11. 骯髒衣服
   0＝髒衣服放在洗衣籃裡；沒有亂放
   1＝洗衣籃已滿；一些髒衣服亂放
   2＝洗衣籃太滿；很多髒衣服亂放
   3＝衣服散落在地板和許多物品上面（床、椅子等）
12. 骯髒床罩／床單
   0＝床罩非常乾淨
   1＝床罩還算乾淨
   2＝床罩骯髒，需要清洗
   3＝床罩非常骯髒和有汙漬
13. 房屋的氣味
   0＝沒有氣味
   1＝輕微的氣味
   2＝中等氣味；可能在房子的某些部分氣味濃烈
   3＝整個房屋氣味濃烈

家居環境量表（HEI）（續）

在過去的一個月中，你（或你家中的某個人）多常進行以下的每一項活動？

14. 洗碗
    - 0 ＝每日或每 2 天；每月 15 至 30 次
    - 1 ＝每週 1 至 2 次；每月 4 至 10 次
    - 2 ＝每隔一週；每月 2 至 3 次
    - 3 ＝很少；每月 0 次
15. 清潔浴室
    - 0 ＝每天或每 2 天；每月超過 10 次
    - 1 ＝每週 1 至 2 次；每月 4 至 10 次
    - 2 ＝每隔一週；每月 2 至 3 次
    - 3 ＝從不；每月 0 次

任何一題得分為 2 分或以上都值得關注。
Rasmussen, Steketee, Frost, & Tolin (in press).

家庭訪問

在前幾次療程中，你的治療人員會進行家訪。第一次家訪時，治療人員會與你一起四處看看，以了解你收集物品的數量及類型，以及哪裡累積了雜亂。你們會一起討論如何在分類、整理及清理雜亂中開始工作。

此外，需要整理一箱或一袋典型囤積物品，以便在治療過程中可以學習和練習新的技能。這個箱子應該包含你家中隨機的雜物，如垃圾郵件、報紙、雜誌、小物品、收據、票據存根、衣服、鞋、書等等。這些雜物應主要從治療開始的房間挑選。

如果你和受你囤積問題影響的人同住，你的治療人員可能會希望家訪期間，最好也能一起和他或她會談一下。

找出一名教練

冷靜、體貼及有同理心的家人或朋友可以在干預中列為教練。與你的治療人員討論，確認誰可以擔任這個角色，「教練」這個角色是用於協助你在治療中參與各項工作。「教練指引」在這本《個案自助手冊》後面的附錄中，可以幫助那位計畫與你一起工作的人。

家庭作業

- 檢視第 1 章關於囤積的介紹。
- 完成自我評估檢測。
- 整理一箱或一袋物品以帶到治療室進行分類。

參考文獻

Frost, R.O., Hristova, V., Steketee, G., & Tolin, D.F. (2013). Activities of daily living in hoarding disorder (ADL-H). *Journal of Obsessive Compulsive and Related Disorders, 2*, 85–90.

Frost, R.O., Steketee, G., & Grisham, J. (2004). Measurement of compulsive hoarding: Saving Inventory-Revised. *Behaviour Research and Therapy, 42*, 1163–1182.

Frost, R.O., Steketee, G., Tolin, D.F., & Renaud, S. (2008). Development and validation of the Clutter Image Rating. *Journal of Personality and Behavioral Assessment. 30*, 193–203.

Rasmussen, J., Steketee, G., Frost, R.O., Tolin, D.F., & Brown, T.A. (in press). Assessing squalor in hoarding: The Home Environment Index. *Community Mental Health Journal.*

Steketee, G., Frost, R.O., & Kyrios, M. (2003). Cognitive aspects of compulsive hoarding. *Cognitive Therapy and Research*, 27, 463–479..

Tolin, D.F., Frost, R.O., & Steketee, G. (2010). A brief interview for assessing compulsive hoarding: The Hoarding Rating Scale. *Psychiatry Research, 30*, 147–152.

第 3 章　建立你個人的囤積模式

目標

- 為你的囤積問題建立一個個人模式

回顧上次療程中的「個人療程表」，提醒自己上次療程中發生的事情、你的家庭作業，以及下次療程需要討論的主題。

建構你的囤積模式

你可能有很多疑問，為什麼這種情況發生在你身上，以及為什麼你對於物品的想法有別於其他人。掌控囤積問題取決在你對於為什麼收集和保留這麼多物品的理解。你的治療人員將根據對疾病的了解幫助你建立囤積問題的模式。既然你已經閱讀了第 1 章的〈什麼是囤積〉內容，那麼你對囤積有一個大概的了解。在本章，我們將幫助你建構出導致你囤積行為的一套模式，這將為你提供克服它的知識。

正如你對第 1 章的了解，許多因素導致你的囤積行為，包括個人和家庭易脆性、訊息處理問題、保存物品對你的意義及逃避行為。你的治療人員會幫助你填寫圖 3.1 所示的模式，附錄中也有另一個的空白「囤積模式」的表單。

個人和家庭的易脆性

我們都知道在家庭中的囤積問題有一部分是關於基因，在你的模式中記下任何具有囤積傾向的直系親屬，其他易脆性包括你自己的憂鬱症、社交焦慮或其他心理問題，另外請記下你認為導致囤積的任何創傷（例如：攻擊、虐待等），列出你的任何身體限制（例如：背部或關節問題、呼吸問題等）。最後，包括可能導致你囤積的早期生活經歷。例如，說明你的父母是否特別擔心浪費資源或對物品有過多的感情。

訊息處理問題

正如第 1 章所言，在囤積中常見幾個訊息處理問題，包括注意力問題、分類／整理、記憶、感覺、複雜的思考及決定困難。在你的模式中列出以上適用於你的任何一個。與你的治療師討論這些問題，以確定它們會如何影響治療。

物品的含義

對你而言，物品的意義是你保存和收集背後的驅力，包括你對物品重要性的看法，以及對他們的情感依附。

回想一下第 1 章所列出的物品意義清單：美貌、記憶、實用性／可能性／獨特性、多愁善感、舒適／安全、認同／自我價值、控制、錯誤、責任／浪費及社交。以上的每一個意義類型都與人們對物品的想法有關。在下面我們列出了一些，從我們的個案蒐集而來的這些意義類型相關的想法範例，其中許多類似於你在第 2 章完成的「儲存認知量表」中的題目，仔細看看哪些是在你自己身上看到的，然後填寫在圖 3.1 的模式中。

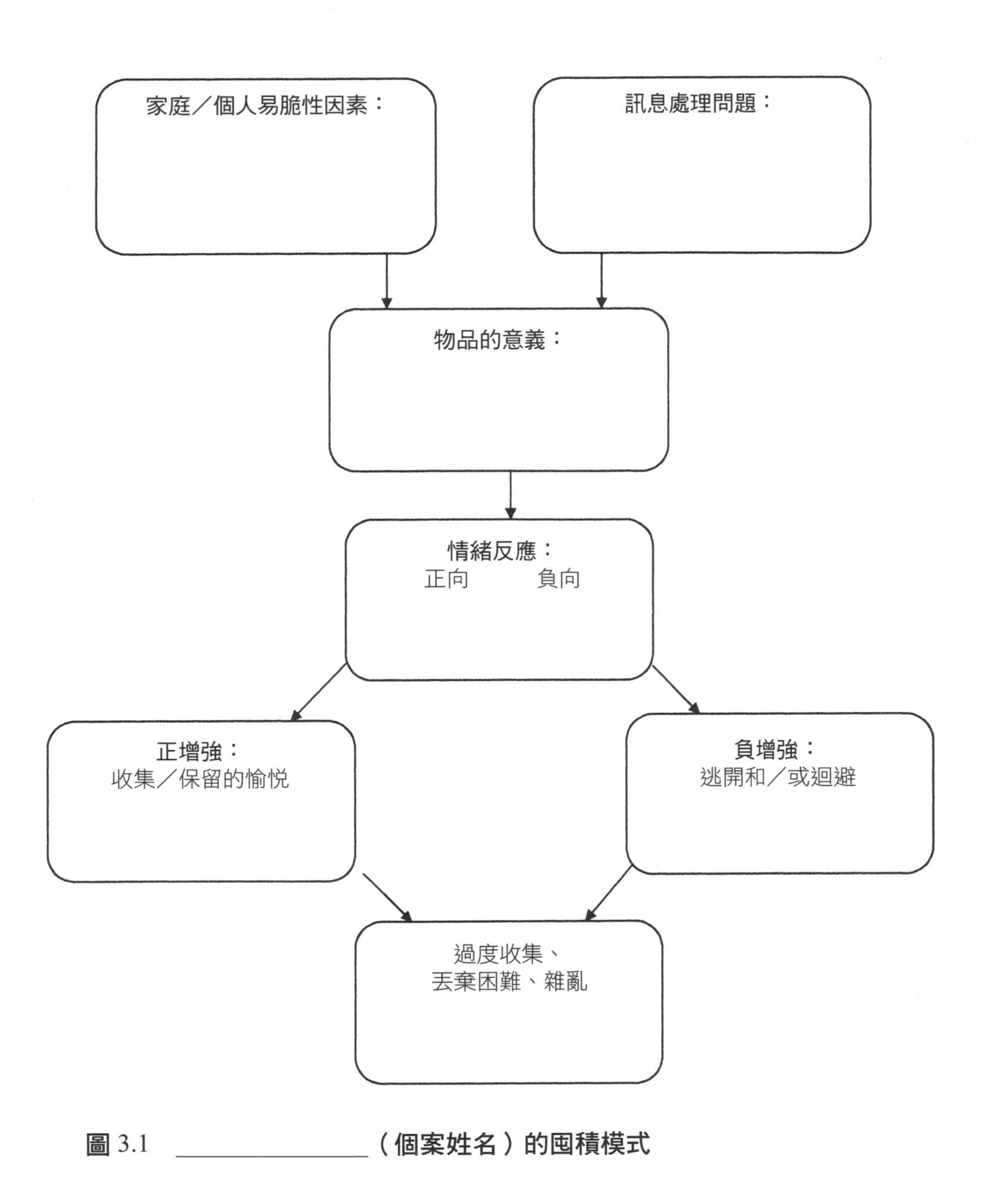

圖 3.1 ________________（個案姓名）的囤積模式

美貌

這太漂亮了，不能扔掉。

我必須保留所有紫色的東西。

失去如此美麗的東西真是太可惜了。

記憶

保存物品意味著我不用依賴我的記憶。

如果我把這些東西放入檔案系統，我會忘記它們。

在我的生命中，回憶對我來說非常重要，所以我試著抓緊它。

我必須把物品放在眼前，否則我會忘記它們。

如果我扔掉它，我將失去與它相關的記憶。

實用性／可能性／獨特性

丟棄它代表著失去一個珍貴的機會。

我以後不會再找到另一個像它的東西。

我可能有一天會需要它。

丟棄它代表著失去一些可能重要的資訊。

如果一個物品有任何潛在價值，我必須保留它。

這是世界上獨一無二的物品。

如果我能想像到某物品的用處，我一定會保存它。

如果我認為我需要某物，則代表我真的需要它。

如果我現在不保存／得到這份訊息，我以後都不會有機會得到它。

多愁善感

扔掉它就像扔掉了我的一部分。

失去它就像失去朋友一樣。

把它扔掉就像放棄心愛的人一樣。

舒適／安全

沒有它我會感到很脆弱。

我無法忍受丟棄它。

在我的物品附近，我會感到自在。

我的物品就像一個讓我感覺更好的避風港。

認同／自我價值

這物品代表了我是誰。

如果我丟掉太多，我就什麼都沒有了。

如果我想像生活中沒有這些東西，那會感覺空虛。

丟棄我的食譜，感覺就像放棄了做廚師的夢想。

控制

如果有人碰我的東西，我就會失去它們或我會找不到它們。

使用我東西的人將會破壞它們。

我不想讓任何人觸碰我的東西。

我只能把它交給一個能夠理解它價值的人。

在我清走某些東西之前，我必須知道它們會得到很好的對待。

錯誤

在丟棄報紙之前，我必須閱讀並理解每篇文章。

我必須完全正確地整理一切。

丟棄一些東西卻事後發現我仍需要，這樣的感覺會很糟糕。

如果我無法做對決定，那就完全沒有意義了。

責任／浪費

我有責任不浪費這物品。

扔掉一些東西可能會浪費一個寶貴的機會。

我有責任找到這些東西的用途。

我要對物品的福祉負責。

如果我有其他人想要的東西，我應該為他們保存。

社交

我的東西讓我與世界還有其他人保持聯繫。

如果我星期六不去車庫拍賣／舊物出售，我就再也看不到我的朋友了。

情緒反應

在圖 3.1 中的模式中，列出你已辨識到的各種有意義的情緒反應，以下是我們以前的個案提供的一些示例：

喜悅——找到一個遺失很久的物品

興高采烈——收集到一件新物品

悲傷——從物品堆的底部找到破碎的玩具

內疚——扔掉我應該保留的東西

憤怒——某人對我的物品處理不當

失落——扔掉了一些東西，感覺就像我失去了生活的一部分

沮喪——決定我的物品是多麼困難

孤獨——從雜亂的困境中解脫出來

簡要想法記錄

與你的治療人員合作建立你的囤積模式時，下面的簡要想法記錄可能會有所幫助。使用空白表格記錄引發情境、想法和信念，以及隨後的情緒和行為。在附錄中有更多空白的表單，所以你可以當作家庭作業來練習。

簡要想法記錄表

姓名：＿＿＿＿＿＿　　日期：＿＿＿＿＿＿

引發情境	對物品意義的想法或信念	情緒	行動／行為

收集模式

在一段時間內追蹤收集行為可以幫助你獲得更多在模式中關於收集的相關訊息。收集模式比雜亂或丟棄困難的模式具有更多的正向情感和更少的負向情緒。從下面的「收集表」開始，幫助你了解一週內帶回家的所有物品。追蹤收集行為通常很有啟發性，可以幫助你和你的治療師建立一個模式，以了解導致你收集行動的因素。

收集表

列出你通常帶回家的物品類型以及如何收集它們，包括你上週收集的物品以及你會在下週收集的物品，不包括雜貨或其他易腐貨物。

如果你看到它但沒有收集此物品時，評量你感到不舒服的程度。

物品以及你通常在哪裡找到它	如果沒有收集的不舒服感（0 到 100）

功能分析

要了解你的囤積是如何造成和持續的，在你做出有關收集或保存的決定時，對實時發生的情況進行非常詳細的分析是很有用的。我們稱之為「功能分析」，因為我們試圖了解感覺、想法和行為如何共同工作——即一件事如何導向另一件事。要做到這一點，需要獲得你時時刻刻的個人經歷的訊息（你的想法、感覺及行為）。最簡單的方法是透過選擇過去一兩天關於你收集或保存物品的事件。如果你的治療人員在你上次療程期間曾與你一起完成此任務，請自己嘗試選擇最近的收集事件來填寫圖 3.2（框框中），或你考慮丟棄某物品但最終決定保存的事件則填寫在圖 3.3。每個事件活動都會有所不同，因此你可能不會使用到所有的框框，或者你可能需要更多的框框。

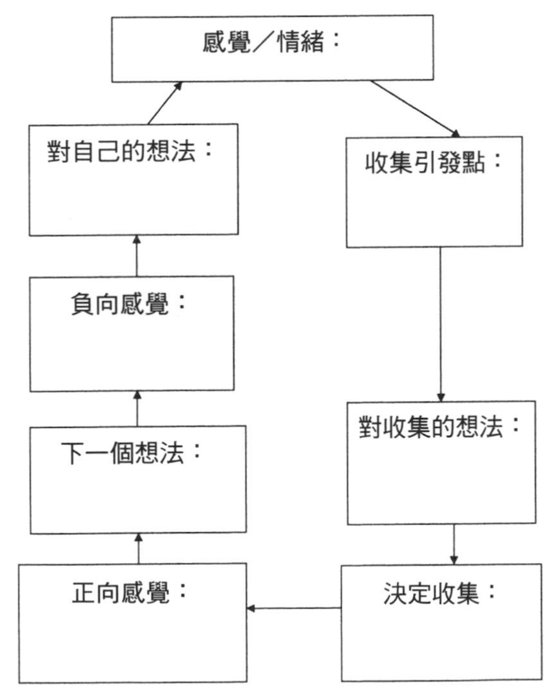

圖 3.2　收集事件的功能分析

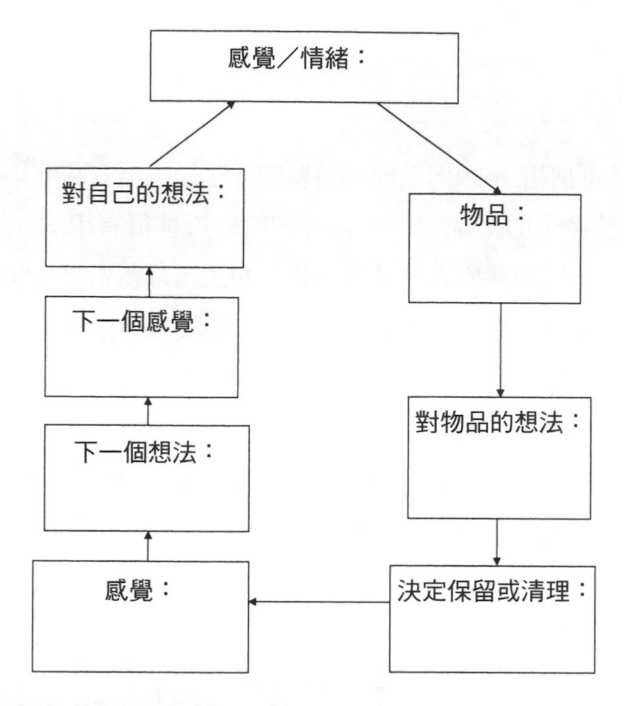

圖 3.3　**丟棄事件的功能分析**

家庭作業

- 在家中完成囤積模式（圖 3.1），以辨識導致囤積或收集的任何其他因素。
- 在家中分類或收集物品時，使用「簡要想法記錄表」來觀察想法和感覺。
- 填寫「收集表」以整理最近幾週和幾個月累積物品類型的完整列表。
- 在經驗收集事件後，填寫功能分析（圖 3.2）以記錄其引發情境、想法、感覺及行動的順序。
- 在經驗努力丟棄物品事件後，填寫功能分析（圖 3.3）以記錄其引發情境、想法、感覺及行動的順序。

第 4 章　規劃你的治療

目標

- 制定治療目標和治療規則
- 完成視覺化練習

請記住使用「個人療程表」記錄你的議題、你想在療程中記住的重點、家庭作業及你希望與治療人員在下次療程中討論的任何主題。附錄中有更多的空白表單。

治療目標和規則

此時，你會與你的治療人員一起確定治療目標和治療期間需要遵守的規則。如果你選擇某人擔任你的「教練」，如前一章所述，邀請在此規劃階段中出席。

下頁的「目標表」，列出了我們過去的個案通常的治療目標，並包括『個人目標』的部分。你會在填寫後確定未來幾週和幾個月的目標。

以下規則列表用於確保治療以你可以控制的方式和步調進行。治療人員會在規劃的治療期間詳細討論這部分。你和治療人員可能會共同決定其他你想增加的規則。

目標表

治療目標

1. 了解我囤積的原因。
2. 創造我可以使用的生活空間。
3. 好好整理以更容易地找到或拿到物品。
4. 增進我做決定的能力。
5. 減少我的強迫性購買或收集。
6. 減少雜亂。

個人目標

我在這個治療的主要目標是：

1. ______________________________
2. ______________________________
3. ______________________________
4. ______________________________
5. ______________________________
6. ______________________________
7. ______________________________
8. ______________________________
9. ______________________________
10. ______________________________

治療規則

1. 治療人員未經明確許可，不應觸摸或清除任何物品。
2. 由個案做出關於物品的所有決定。
3. 有系統地進行治療——根據房間、物品的種類或任務的困難程度。
4. 在開始分類物品前，個案和治療人員會先制定整理計畫。
5. 個案在分類時將心中想法說出，以做出更好的理解和想法及信念的評估。
6. 只處理一次（only handle it once, OHIO）——或最多兩次。
7. 治療以有彈性的方式進行。

視覺化練習

要了解你開始囤積治療的動機，你會完成幾項視覺化的練習活動。這些練習將幫助你的治療人員規劃你的治療，並幫助你闡明對整理、減少雜亂及限制收集的想法和感受。

第一個練習是完成下頁的「雜亂視覺化表」。對於此任務，你將視覺化你家中特定空間的當前雜亂狀態，並記錄你在腦海中形成圖像時的不適程度。理想情況下，你會選擇一個重要的空間，如廚房、飯廳、客廳或臥室。

第二個練習是完成第 47 頁的「整潔視覺化表」。這一次，你將視覺化你在前一個練習中所做的同一個空間，但沒有任何雜亂。想像一下，你想要保留的所有東西仍然存在，但有條理地排序，並放在適當的位置。這有什麼感覺？記錄你的不適程度。

第三個練習是完成第 48 頁的「收集視覺化表」。為此，想像一個會引起強烈促使你收集某物品的情境，並記錄下你的想法和感受。然後想像沒有收集該物品就離開，並描述你的反應。

雜亂視覺化表

空間：________________

A. **視覺化這個空間的所有雜亂情況。**想像一下，站在其中，慢慢地轉向看到所有的雜亂。

B. **當你想像這整個空間都是雜亂時，你感到多麼不舒服？**請用從 0 到 100 的量尺，其中 0 ＝沒有不舒服，100 ＝你曾經感受到的最不舒服。

最初不舒服評分：________________

C. **在想像這個空間時，你有什麼感受？**

1. ________________
____
____
2. ________________
____
____
3. ________________
____
____

D. **在想像這個空間時，你有什麼想法（信念、態度）？**

1. ________________
____
____
2. ________________
____
____
3. ________________
____
____

整潔視覺化表

空間：______________________________

A. **視覺化這個不再雜亂的空間。**想像一下，所有的物品都放在你可以找到它們的地方，想像清理過的表面和地板，沒有一堆東西的桌面，以及只有地毯和家具的整潔地板。

B. **在沒有雜亂的情況下想像這個空間時，你感到多麼不舒服？**請用從 0 到 100 的量尺，其中 0 ＝沒有不舒服，100 ＝你曾經感受到的最不舒服。

最初不舒服評分：______________________________

C. **在想像這個空間時，你有什麼感受？**

1. ______________________________

____

2. ______________________________

____

3. ______________________________

____

D. **想像一下，你現在可以在沒有雜亂的這個空間裡做什麼。想像一下，若按照你的方式布置空間，感覺如何。描述你的想法和感受。**

1. ______________________________

____

2. ______________________________

____

3. ______________________________

____

E. **用這種方式想像這個空間時，你感到多不舒服？**

（0 ＝沒有不舒服，100 ＝你曾經感受到的最不舒服）

最終不舒服評分：______________________________

收集視覺化表

想像一下你強烈要求收集某些東西的典型情況。在你的想像中，不要拿起該物品，只需看著它即可。請描述你想像的位置和物品。

____

____

對你收集該物品的強烈程度評分（0 ＝沒有收集的衝動，100 ＝不可抗拒的衝動）。

收集衝動：__________

你想像這個場景時有什麼想法？

1. ____

____

2. ____

____

3. ____

____

再次視覺化這個場景，但這一次，想像一下沒有帶走物品。想像此時你有多不舒服（0 到 100）。

不舒服評分：__________

請列出你認為可以幫助你不收集這物品的任何想法。

1. ____

____

2. ____

____

3. ____

____

現在對你沒有帶物品就離開，你會感到多不舒服，從 0 到 100 評分。

不舒服評分：__________

暴露練習表

A. **這件物品是什麼（要清除或不要收集）？**＿＿＿＿＿＿＿＿＿＿＿＿

＿＿＿＿＿＿＿＿＿＿＿＿＿＿＿＿＿＿＿＿＿＿＿＿＿＿

最初的不舒服感（0 ＝無至 100 ＝最大）＿＿＿＿＿＿＿＿＿＿＿＿

＿＿＿＿＿＿＿＿＿＿＿＿＿＿＿＿＿＿＿＿＿＿＿＿＿＿

＿＿＿＿＿＿＿＿＿＿＿＿＿＿＿＿＿＿＿＿＿＿＿＿＿＿

B. **你做了什麼**（沒有收集、廢棄、回收、轉贈、其他＿＿＿＿＿＿）？

＿＿＿＿＿＿＿＿＿＿＿＿＿＿＿＿＿＿＿＿＿＿＿＿＿＿

＿＿＿＿＿＿＿＿＿＿＿＿＿＿＿＿＿＿＿＿＿＿＿＿＿＿

不舒服評分（0 至 100）

10 分鐘後 ＿＿＿＿＿＿＿＿

20 分鐘後 ＿＿＿＿＿＿＿＿

30 分鐘後 ＿＿＿＿＿＿＿＿

40 分鐘後 ＿＿＿＿＿＿＿＿

50 分鐘後 ＿＿＿＿＿＿＿＿

1 小時後 ＿＿＿＿＿＿＿＿

1 天後 ＿＿＿＿＿＿＿＿

C. **對於實驗的結論：**＿＿＿＿＿＿＿＿＿＿＿＿＿＿＿＿＿＿＿＿

＿＿＿＿＿＿＿＿＿＿＿＿＿＿＿＿＿＿＿＿＿＿＿＿＿＿

＿＿＿＿＿＿＿＿＿＿＿＿＿＿＿＿＿＿＿＿＿＿＿＿＿＿

＿＿＿＿＿＿＿＿＿＿＿＿＿＿＿＿＿＿＿＿＿＿＿＿＿＿

＿＿＿＿＿＿＿＿＿＿＿＿＿＿＿＿＿＿＿＿＿＿＿＿＿＿

＿＿＿＿＿＿＿＿＿＿＿＿＿＿＿＿＿＿＿＿＿＿＿＿＿＿

在附錄中有更多的練習表

練習活動

在治療期間，你的治療人員會要求你完成各種家庭作業。其中一項任務是進行暴露練習，在此期間你需要丟棄（丟掉、回收）可能會讓你感到不舒服的物品。在清除那物品後，你可使用上頁的「暴露練習表」記錄你對接下來幾個小時和幾天的感受。在附錄中有更多空白的表單。

家庭作業

- 思考你的個人目標並記錄在目標表中的『個人目標』。
- 在家中透過完成多個視覺化練習，以觀察在分類、丟棄及收集期間自己的想法和感覺。
- 在丟棄時使用「暴露練習表」以專注於你的想法。

第 5 章　減少收集

目標

- 建立收集的相關問題
- 建立暴露階層，以練習減少收集的行為
- 辨識和參與愉悅的非收集替代活動
- 學習改變信念的技巧，並在不收集練習中使用它們

請記住使用「個人療程表」記錄你的議題、你想在療程中記住的重點、家庭作業及你希望與治療人員在下次療程中討論的任何主題。附錄中有更多的空白表單。

過度收集

大多數患有囤積問題的人也有過度收集的問題，不是因為他們是強迫性購買者，就是他們無法抵抗免費東西的誘惑。你的治療人員會與你一起審視你的收集表和你的收集行為模式，以幫助你理解行為是如何被誘發和增強的。你們將循序漸進地方式工作，以建立你對收集衝動的抵抗力和替代性的愉悅活動。

避開引發收集的情境

有時你可以透過簡單地避開收集情境的誘發點就能控制過度收集。例

如，你在星期六早上不外出，就不會看到正在進行的舊物出售／車庫拍賣，這個方法或許在短期內有效，但對於長期來說，逃避收集行為似乎不可行。你無法永遠避開這些誘因，並且你會發現你需要避開的地方越來越多。在你治療中的這部分活動可以幫助你學習在觸發點出現時，控制你的收集衝動。

與你的治療人員合作，決定如何避開那些你有強烈收集衝動同時還沒有準備好面對的情境。例如，如果你在抵抗庭院拍賣物品時遇到困難，你可以在舉行庭院拍賣的週六計畫其他活動，直到你準備好面對這種情況；如果你無法抗拒特價拍賣，你可能在接下來數週不再看報紙廣告，以幫助你避免問題，直到你準備好使用本章的策略來處理它。

注意力集中

有一件常在收集情節發生的事是，注意力的焦點變得非常狹窄，以至於人們在沒有清晰思考下收集。他們看起來忘記了他們並沒有計畫要收集，並且他們沒有可用的空間、金錢或使用那物品的時間。他們還經常忘記他們可能已經收集不止一件物品。處理這個問題的一個非常簡單而有效的策略是構建一個你認為在收集某些東西之前應該先問自己的問題列表。然後，你可以隨身攜帶此列表，當你面對是否收集某些東西時，只需拿出你的問題並回答它們。如果你的答案表明可以收集該物品，那就收集吧。這個方法隨手提供你做出合理決定所需的訊息。我們的個案過去提出的一些問題，已經在下頁的「收集問題表」中列出，你也可以在列表中再加入你個人的問題，然後製作一份隨身攜帶的備份。

收集問題表

- 這符合我個人的價值觀和需求嗎？
- 我是否真的需要它（不只是想擁有它）？
- 我已經有類似的東西了嗎？
- 是不是只是因為我現在感覺不好（憤怒、憂鬱等）而購買？
- 我會不會在一週內為了得到它而後悔？
- 我可以沒有它嗎？
- 如果它需要修理，我是否有足夠的時間做這件事，還是我的時間花在其他活動上？
- 我會在不久的將來實際使用到這個物品嗎？
- 我有特定的地方可以安置它嗎？
- 這是真的有價值或真的實用，或者只是因為我正在看著它？
- 它品質（精密、牢靠、有吸引力）好嗎？
- 獲得它是否會阻礙我解決囤積的問題？
- ______________________________
- ______________________________
- ______________________________
- ______________________________
- ______________________________
- ______________________________
- ______________________________

在附錄中有更多的收集問題表

建立收集規則

如果你和治療人員認為你需要收集更少的物品，建立你達成此目標的規則會有所幫助，與治療人員制定規則可幫助你在對抗收集時做出決定。例如，除非你計畫在下個月使用該物品，或者你家中有一個整潔的地方可以放置該物品，否則你可能決定不去收集它。在下面「我的收集規則表」中記錄你的規則。

我的收集規則表

1. ______________________________
2. ______________________________
3. ______________________________
4. ______________________________
5. ______________________________

優點和缺點

改變收集信念的一種方法是思考收集某些東西的利弊得失。收集太多物品的人通常會想到收集新東西的直接好處而忘記這樣做的代價。使用下頁的「收集優缺點工作單」幫助你思考清楚是否真的想要收集一件物品。這個工作單只有兩個部分，可以幫助你思考收集你尚未擁有的東西的優點（好處）和缺點（代價）。你的治療人員可以幫助你決定何時使用此工作單。

不收集的練習活動

你可以改變你的能力來忍受你收集的衝動，就像你設定一個健身計畫一樣。你需要先將自己暴露在你有輕微收集衝動但又在可控制的地方，然

收集優缺點工作單

正在考慮收集的物品：__________

收集的優點（好處）	收集的缺點（代價）

後你必須提升到一種引起強烈衝動的情況，你的治療人員會幫助你建立困難情況的階層，這些困難情況通常是讓你收集比實際所需要的還要更多物品的情況。例如，開車經過和站在商店外面的情境，由自己或與他人一起完成是相對容易的；但實際上進入商店而不購買任何東西可能會困難些。使用下頁「不收集的暴露階層練習」，依最簡單到最難的順序建立你自己的情境列表。在建立階層後，你與你的治療人員一起決定你可以單獨進行哪些暴露，哪些暴露應該在教練的幫助下完成；若需要安排與一名夥伴的不購物行程，也請與你的治療人員一起確定一位願意和樂於助人的家庭成員或朋友。

在不收集的暴露期間，每 10 分鐘或每當你感受到不適感變化時，使用 0 到 100（其中 0 表示沒有任何不適，100 表示從所未有的不舒服）的等級記錄你的不適程度。這可以透過手中的小卡片或告訴你的教練或夥伴來完成，你會驚訝衝動的強度和相關不適感很快就消失了。圖 5.1 是我們從一些個案的不購物活動中所收集來的一些數據圖表。

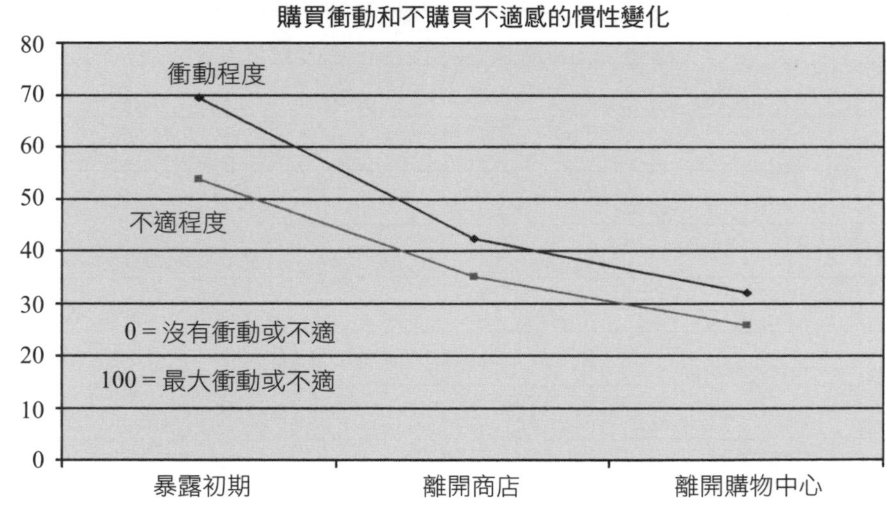

圖 5.1　在國際強迫症基金會工作坊的不購物練習期間，八位收集困擾者的購買衝動和不購買不適感程度的逐漸降低

不收集的暴露階層練習

	情境	不適感（0 至 100）
1.		
2.		
3.		
4.		
5.		
6.		
7.		
8.		
9.		
10.		

享受和應對方法的替代來源

如果購物或收集已經是你快樂的主要來源，找一些同樣有趣的替代活動非常重要。例如，你喜歡做什麼取代星期六去跳蚤市場或庭院拍賣？使用問題解決技能（第 6 章）思考一些可能的替代來源，特別是可以自發地、單獨地和／或在朋友的陪伴下、以及在家內和／或外出進行的活動。使用下面的「我愉快的替代活動」建立你自己的清單。列出這些活動，並用 0 至 10 分對你預期這些活動的愉悅程度進行評分。

我愉快的替代活動

	活動	愉悅度（0至10）
1.		
2.		
3.		
4.		
5.		
6.		
7.		
8.		
9.		
10.		
11.		
12.		
13.		
14.		
15.		

認知策略

在整理雜亂的工作上，認知策略對改變思考方式和信念是一個很棒的方法，並且幫助你有效地應付不收集暴露。接下來的方法是為了幫助你抵抗收集衝動來設計的。你可以在治療室療程時計畫不收集暴露時使用，也可在實際的收集情境中使用。

錯誤的思考模式

觀察你的想法是如何加強你的收集問題，是改變你行為的最有效方法之一。識別這些模式有助於個案學會避免習慣性的心理陷阱。以下的不合理思考模式清單會幫助你治療期間在進行家庭作業時，進一步辨認出思考的錯誤。

1. **全有或全無的想法**（all-or-nothing thinking）：不允許灰色空間（適度）的非黑即白想法。例子是使用「最」、「所有」、「無」等極端詞語，並且通常伴隨著完美主義標準。

   「這是我見過最漂亮的茶壺，我一定要把它帶回家。」

   「如果我不把這個東西帶回家，我會忘記所有關於它的事情。」

   「如果我現在沒有得到它，我以後再沒有機會了。」

2. **過度推論**（overgeneralization）：從單一事件到所有情況的推論，使用「總是」或「從不」這樣的詞。

   「如果我現在沒有得到它，我以後不會再找到它。」

   「每當我看到便宜貨時，我都應該珍惜它，因為我總是後悔沒有在 12 歲時買到我想要的粉紅色鞋子。」

   「如果我錯過了它，他們會認為我是笨蛋。」

「如果我現在沒有得到它，我之後會發現原來我很需要它。」

「這可能是有用的，我最好得到它因為它可能真的很重要。」

3. **妄下結論**（jumping to conclusions）：缺乏支持事實的情況下預測負面結果（例如，預測事情會變得很糟糕）。

   「我不買的話就無法記住它。」

   「我應該買的，因為如果我不買，我就會很想擁有它。」

   「我必須得到這份報紙，因為它有一些我早晚會需要而別的地方找不到的有用資訊。」

4. **災難化**（catastrophizing）：誇大結果或物品的重要性。

   「如果我在有需要時沒有這些資訊，我會在那時發現它可以挽救我丈夫的生命。」

   「如果我沒有得到，我就會崩潰。」

   「如果我現在不買，我會後悔一輩子。」

   「我永遠不會原諒自己。」

5. **否定正面的事**（discounting the positive）：忽略正向的經驗。

   「對比起用較少錢購物，抑制在研討會中收集講義的慾望不算什麼。」

   「我在這方面做得不夠好；其他人可以做得更好。」

6. **情緒化推理**（emotional reasoning）：允許情緒壓倒邏輯推理；使事實與感情混淆。

   「如果我沒有得到它就離開會讓我感到困擾，所以我一定要得到它。」

   「我不想讓銷售員失望，所以我很肯定我需要這個。」

   「這張紙看起來有一些很重要的東西，我最好得到它。」

7. **道德推理**（moral reasoning）：「應該」的陳述，包括「必須」、「應當」、「一定要」，伴隨著內疚和挫折；通常由完美主義驅使。

「我真的應該能夠隨時找到我需要的任何訊息。」

「我真的應該掌握有關健康問題的最新訊息，以防有什麼事情發生。」

「我的家應該要非常整潔，就像其他人的家一樣。」

8. **標籤作用**（labeling）：在自己或他人身上貼上負面標籤；也是全有或全無極端想法形式的一種。

「如果我沒有適當的資訊以防他人需要的話，我會覺得自己很蠢。」

「我真笨，我應該在降價的時候買的。」

「我不記得上週讀到的內容了，我真笨。」

「我是失敗者。」

「我是白痴。」

「我就是失敗。」

「他是個白痴。」

9. **低估自己**（underestimating oneself）：低估個人應對逆境和壓力的能力。

「如果我沒有得到這個，我就會無法忍受，我肯定會為了它再回來。」

「如果我丟了它，我相信我晚點會回來撿回去。」

10. **高估自己**（overestimating oneself）：假設完成任務的能力超過合理範圍。

「我可以抵抗收集所有免費講義的慾望，所以我只是去看看。」

「我可以在一兩天就清理乾淨。」

向下追問法

向下追問法是一種有助於澄清想法和信念的認知技術，你的治療人員可能已經在療程中與你一起使用過了。選一個當你想到不收集它就會引起你中度不適的物品，並記錄在「向下追問表」中，關於不收集這件物品，你感到多苦惱？用 0 到 100 分表示。

定義想要和需要

按照以下步驟評估需要與想要。選擇你正在考慮收集的物品，並透過在量尺上圈出相應的數字，從 0（完全不需要）到 10（非常需要）的評分來評定你對它的需要程度。

需要收集量尺

0 ------1------ 2------3------4------5------6------7------8------9------10

不需要（用於生存）　　　　需要（用於生存）

接下來，透過在量尺上圈出相應的數字來評估你想要收集該物品的程度。

想要收集量尺

0 ------1------ 2------3------4------5------6------7------8------9------10

不想要　　　　渴望要

如果你對物品的需要程度評分為相當低（＜ 5），但你對物品的想要評分為中等（＞ 5），則可能是你的渴求與實際需求之間存在衝突。以下問題可以幫助你減少收集物品的渴求。問自己以下問題，然後重新評估你

向下追問表

物品：______

在考慮不收集或丟棄（丟掉、回收、販售、贈送）時，你會想到什麼？

______

______

如果你沒有收集或丟棄它，你認為會發生什麼？

______

______

如果你所想的是真的，為什麼會這麼令人沮喪？（這對你意味著什麼？為什麼會這麼糟糕？）

______

______

如果你所想的是真的，這有什麼不好的？

______

______

那個最糟糕的部分是什麼？

______

______

這對你意味著什麼？

______

______

在附錄中有更多的向下追問表

對該物品的渴求：

- 你需要多少錢來買這個東西？
- 沒有它你會死嗎？
- 沒有它會對你構成危險嗎？
- 你的健康會受到危害嗎？
- 你的工作必須有這個嗎？
- 你是否出於財務目的需要它？（例如：稅務或保險記錄）
- 你有其他原因表明你需要它嗎？
- 你真的**需要**它嗎？或者只是**順手**得到它？

家庭作業

- 在外出期間攜帶你的「收集問題表」，並考慮將它護貝。
- 使用「不收集的暴露階層練習」，從最少不適到最不適的順序排序，建立一份未來長期練習的情境表。
- 選擇你可以在下一次療程之前練習的不收集情境；保留這些紀錄以供療程時討論，記錄每種情境的脈絡和物品。
- 在外出練習時，注意思考，以辨識思考的錯誤。
- 在不收集練習中使用看起來最有幫助的思考策略（例如：優／缺點、需要與想要量尺、收集問題列表）。
- 計畫愉悅的活動作為在一週內收集行為的替代活動，並記錄在這些活動期間所經歷到的預期和實際愉悅程度。

第6章　訓練技巧

目標

- 學習有效解決問題的能力
- 發展整理能力
- 建立和實施個人整理計畫
- 學習整理紙張的策略，以及如何創建一個歸檔系統

請記住使用「個人療程表」記錄你的議題、你想在療程中記住的重點、家庭作業及你希望與治療人員在下次療程中討論的任何主題。附錄中有更多的空白表單。

問題解決

學習如何解決問題以及對物品進行分類、歸檔和儲存，這對於成功解決囤積問題非常重要。表6.1有一些問題解決的步驟。

當你面對任何困難或困境時，都可以使用問題解決技術。這些步驟看似淺顯，但很容易省略其中一兩個步驟，因而縮短此任務的效果。詢問你的治療師去幫助你有系統地跟著這些步驟以避開陷阱，特別是你想到很多可行方案的步驟。當你在思考這些想法時，請注意不要對這些想法做出批判。此步驟需要你具有創造性——這是找到良好解決方案的重要關鍵。

表 6.1　問題解決步驟

1.	定義問題和影響因素。
2.	盡可能生成更多的解決方案。
3.	評估解決方案並選擇最可行的一個或兩個。
4.	將解決方案分解成可管理的步驟。
5.	執行步驟。
6.	評估結果。
7.	如有必要，重複此過程，直到找到合適的解決方案。

追蹤你的任務

在本《自助手冊》中建立任務優先階層並追蹤它們，這是讓你專注於治療的關鍵。我們在下頁為你提供了一個任務清單，以幫助你追蹤所有計畫的活動。

整理物品的技能

你的治療人員會透過幫助你了解整理物品的最好方式來開始整理技能的療程。第一步是定義數個關於從你家中清出物品的類別，然後在你會保存的物品類別上工作。

不想要的物品

下列的分類可能是你希望從你家清出物品的主要處置方式：

- 垃圾
- 回收
- 捐贈（例如：慈善機構、圖書館、朋友、家人）
- 轉賣（例如：庭院拍賣、書店、寄賣店、網絡銷售）
- 未決定

你和你的治療人員會一起建立用於如何及何時清出以上種類物品的行動計畫。

任務清單

優先 等級	任務	記錄 日期	完成 日期
A			
■			
■			
■			
■			
■			
■			
B			
■			
■			
■			
■			
■			
■			
C			
■			
■			
■			
■			
■			
■			

在附錄中有更多的任務清單

保存的物品

這裡的整理計畫包括了一系列已保存物品的類別（例如：郵件、照片、服裝、報紙、辦公用品），以及大多數人保留這些物品的位置，儘管這是因人而異。

整理計畫

保存的類別	存放的地方
1. 郵件和雜紙	文件櫃、抽屜
2. 雜誌	書架、展示架、存放架
3. 相片	抽屜、盒子
4. 報紙	回收箱
5. 衣服	抽屜、壁櫥、洗衣籃
6. 大衣	壁櫥、架子
7. 靴和鞋	壁櫥、鞋架
8. 書	書架、儲藏室
9. 錄音帶、錄影帶	書架、抽屜
10. 紀念品	展示櫃、抽屜、儲藏室
11. 裝飾用品	展示中、儲藏室
12. 禮物	儲藏室
13. 辦公用品	辦公桌抽屜、層架、桌面
14. 遊戲	書架、櫥櫃
15. 金屬製品	地下室、車庫、廚房抽屜
16. 家具	房間、儲藏室
17. 空罐子	櫥櫃、地下室、車庫
18. 食物	冰箱、櫥櫃、餐具室
19. 廚具	抽屜、食具室

保存的類別	存放的地方
20. 鍋碗瓢盆	櫥櫃、掛鉤
21. 亞麻布	餐廳櫃、亞麻壁櫥
22. 化妝品	浴室層架、櫥櫃、抽屜
23. 清潔用品	廚房、浴室或洗衣櫃
24. 清潔工具	壁櫥
25. 園藝工具	車庫、地下室
26. 娛樂設備	車庫、地下室、閣樓、壁櫥
27. 油漆和設備	車庫、地下室
28. 寵物食品和設備	壁櫥、櫥櫃
29. 手工藝品	櫃子、架子、地下室

下頁空白的「個人整理計畫」會幫助你確定哪些物品使家裡變得混亂，以及需要分類和整理。根據一般整理計畫，選擇並列出你家中每個物品的類別，你可以在你個人整理計畫的『物品類別』進行分類，並在『最終的位置』欄位記下每個物品所屬的地方（房間、家具等）。你最終必須擁有適合你所有物品的儲存／歸檔位置，可能需要文件櫃、書架和其他儲存設備來幫助你整理。

「準備整理表」將幫助你確定在開始主要分類任務之前需要哪些準備工作。首先選擇一個房間並確定該空間內的物品類型，在完成所有物品的分類後，請考慮如何儲存這些物品，你是否需要書櫃、文件夾、文件櫃、衣櫃衣架、塑膠箱或任何其他儲存方法？在表單上記錄這些物品，以便在開始練習前就準備好。

在整理計畫後，必要的設備和儲存地點都到位後，你可以使用圖 6.1 的決策圖來開始對物品進行分類。

個人整理計畫

目標區域：______________________________

	物品類別	最終的位置
1.		
2.		
3.		
4.		
5.		
6.		
7.		
8.		
9.		
10.		
11.		
12.		
13.		
14.		
15.		
16.		
17.		
18.		
19.		
20.		

在附錄中有更多的個人整理計畫

準備整理表

選擇的房間：______

選擇的目標區域或物品的種類：______

整理前所需做的事情：

1. ______
______
2. ______
______
3. ______
______
4. ______
______
5. ______
______
6. ______
______

建議包括的項目：

- 準備盒子或儲存的容器
- 準備箱子的標籤
- 清空初期及最終的物品位置
- 清空一個用於分類的空間
- 安排工作時間

在附錄中有更多的準備整理表

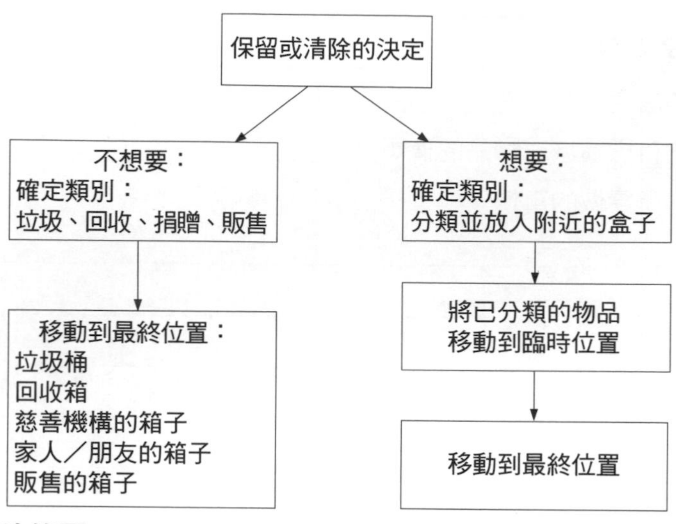

圖 6.1　分類決策圖

整理紙張的技巧

囤積者常會把重要和不重要的東西放在一起，例如支票和帳單與雜貨店傳單和報紙混在一起。為了幫助你整理紙張工作，為帳單、文件以及其他文件找到適合儲存地方（如訊息性材料、將舉行的活動、旅行資訊、圖片等），建立歸檔系統是相當重要的。儘早建立一個歸檔系統有助於對每個房間的物品進行分類，你可能會想和感覺上很有整理想法和建議的朋友或家人一起前去做諮詢。

決定如何歸檔文件可能很困難。我們在以下列表中提供了一些建議。

紙張保存時間

保存 1 個月

- 信用卡收據

- 小額購買的收據
- 提款和存款單。根據你的當月銀行對帳單檢查後丟掉。

保存 1 年

- 支付支票存根／存款收據
- 每月銀行、信用卡、佣金、共同基金和退休帳戶報表

保存 6 年

- 扣繳憑單、收入稅表、納稅申報的其他內容
- 年終信用卡對帳單、佣金和共同基金摘要

保存無限期

- 納稅申報表
- 主要採購收據
- 房地產和居住紀錄
- 遺囑和信託

保存在保險箱內

- 出生和死亡證明
- 結婚證書
- 保險單

查看下頁的「紙張歸檔表」，確認表單中列出的哪些類別與你自己的歸類系統相關。

就像你之前所做的那樣，你可以完成個人整理計畫，但這一次，請為你的所有紙張物品進行歸檔（下面的「個人整理紙張計畫」）。圖 6.2 中列出了一些簡單的一般整理規則，你可以從本書複印並貼在冰箱門上（Anne Goodwin, 2006, April, personal communication）。

紙張歸檔表

- 地址和電話號碼
- 檔案：遺囑、保險單、其他重要文件
- 文章〔未讀；已讀，放進它們自己的文件中（例如：花園、烹飪等）〕
- 汽車
- 產品目錄
- 支票帳戶
- 電腦
- 通訊
- 優惠券
- 磁片
- 娛樂
- 金融
  - 信用卡
  - 銀行對帳單
  - 退休
  - 儲蓄帳戶
  - 股票
- 搞笑類
- 個人（按名稱）；每位家庭成員一個文件
- 說明手冊／保固書
- 醫療
- 個人／感傷
- 照片（未放入相冊的）
- 產品訊息
- 餐館
- 學校文件
- 服務
- 郵票
- 文具
- 稅
- 可以做的事——列表
- 要提交的文件（必須審查的事項）
- 日曆項目（特定月份的提醒）
- 旅行／度假訊息

紙張歸檔需要的東西：

1. ____________________

____

2. ____________________

____

3. ____________________

____

建議所需物品：

- 文件夾
- 吊掛式文件夾
- 文件櫃
- 標籤
- 桌上文具盒

個人整理紙張計畫

目標區域：______________________________

	物品類別	最終的位置
1.		
2.		
3.		
4.		
5.		
6.		
7.		
8.		
9.		
10.		
11.		
12.		
13.		
14.		
15.		
16.		
17.		
18.		
19.		
20.		

如果你拿出來了，請把它放回去。

如果你打開它了，請把它關掉。

如果你把它弄掉了，請撿起它。

如果你將它取下，請將它掛起來。

如果你使用它，請將它清理乾淨。

圖 6.2　一般整理規則

家庭作業

- 練習問題解決的步驟解決在療程期間發現的問題。
- 致電慈善機構和銷售據點，安排清除不需要的物品。
- 填寫準備整理表，並在下次療程之前完成所選任務。
- 完成個人整理計畫並使用它對當前目標工作區域中的物品進行分類，並將其移動到預期位置。
- 完成紙張物品的個人整理計畫。
- 為紙張和非紙張物品確定適當的歸檔空間，並整理好必要的材料。
- 分出文件類別、類別名稱，並將文件放在臨時或最終位置以進行歸檔。
- 收集幾天的郵件並將其帶到你的療程中，再與你的治療人員一起進行分類。

- 將你無法決定或無法在家分類的任何物品，帶到你的療程中討論。
- 在家中繼續進行治療室中開始練習的其他項目。
- 制定一個清理空間的計畫，並確保該空間不會有新的雜亂。

第 7 章　保存和丟棄的決定

目標

- 進行想法清單練習
- 建立想法清單練習階層
- 進行保存／丟棄決定練習

請記住使用「個人療程表」記錄你的議題、你想在療程中記住的重點、家庭作業及你希望與治療人員在下次療程中討論的任何主題。附錄中有更多的空白表單。

逃避與習慣

回想一下你的囤積模式和逃避的作用。你會記得，囤積的大部分問題都與逃避和決定丟棄物品的不適感有關。在本章，我們將開始解決這種逃避問題。

克服恐懼和不適的最有效方法是讓自己暴露於讓你感到不舒服的逃避情境中。當你經常把自己置於一種對你不舒服的情況中，你會慢慢習慣它且感覺到的不適感越來越少，這個過程稱為習慣化。它類似於當你到火車軌或地鐵附近的新地方時發生的事情。一開始，聲音讓你感到困擾，但過一段時間，你就會習慣它，最終，你幾乎沒有注意到曾經困擾過你的聲音。別擔心，我們會慢慢開始。

有些人慢慢習慣，有些人很快習慣，而其他人則隨著時間的推移會逐漸減低反應強度。圖 7.1 所示的習慣化的變化圖，表示持續置身於不舒適的情況下，不適感會逐漸下降。

想法清單練習

你的治療人員可能已經在上次療程中與你一起做過這個練習。這是一個非常簡單的練習，可以對你做出丟棄決定的方式產生重大影響。在這個練習選擇一個你難以丟棄的物品，不要選擇一些你可以輕易克服的，因為會令這練習沒有什麼意義。然後評估一下，如果你丟棄它，你會感覺到的痛苦程度；你不用真的丟棄，只是想一下。然後指出你認為痛苦會持續多久，把物品和評分記錄在下頁所示的「想法清單練習表」。

此刻，你應該對丟棄這物品的困難度有一個相對清楚的感覺。現在，你的任務是描述這物品 4 分鐘，大聲描述你的想法，這樣你也可以聽到你在說什麼。記住你腦袋中出現過的想法，然後記錄在「想法清單練習表」。

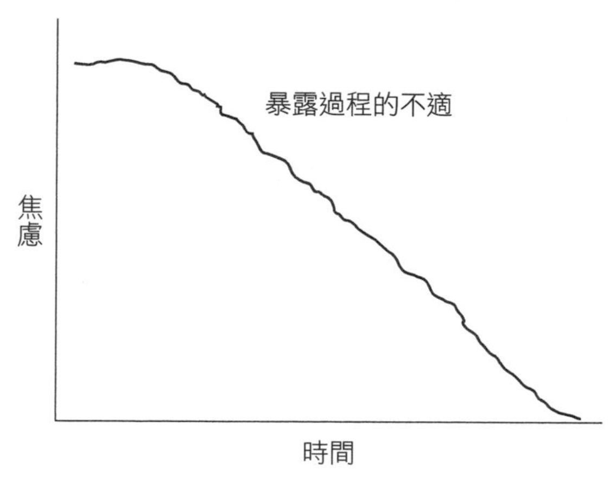

圖 7.1　習慣化的變化圖

想法清單練習表

姓名：________________　　日期：________________

選擇的物品：____

預想的痛苦（從 0 ＝無到 100 ＝最大）：____________________

預測的痛苦持續時間：________________________________

對於丟棄的想法：____________________________________

丟棄決定（回收）：　　**丟棄或保留**

決定後的痛苦：　　____________

5 分鐘後痛苦：　　____________

10 分鐘後痛苦：　　____________

15 分鐘後痛苦：　　____________

20 分鐘後痛苦：　　____________

25 分鐘後痛苦：　　____________

30 分鐘後痛苦：　　____________

練習的筆記：

____

____

____

____

____

____

____

在附錄中有更多的想法清單練習表

在剛剛的 4 分鐘後，為該物品做出保留或丟棄的決定。如果你決定保留該物品，使用之前學到的整理技能，把該物放到屬於它的地方；如果你決定把它清理掉，把它放到垃圾桶或移出生活的區域。在「想法清單練習表」中記錄你的壓力程度，並且在接下來的半小時，每 5 分鐘做出一個新的評分。在下一次的療程中，和你的治療人員一起討論這個完成的表單。

生成問題

在嘗試數次想法清單練習後，當你決定保存或是清理每個物品時，請思考你的想法或問題有何差別。選擇幾個看來特別有用的，寫在物品問題表中。每件你分類的物品都問問自己這些問題，下面是我們的個案發現有用的例子。有一些問題和第 5 章收集物品的問題是類似的。

- 我已經有多少個，而且是否足夠了？
- 我是否有足夠的時間去使用、審視或閱讀它？
- 我在過去一年有沒有用過它？
- 在一個合理的時間框架下，我有沒有使用它的特定計畫？
- 它是否符合我個人的價值觀和需要？
- 這與我高度評價的東西相比如何？
- 是因為我現在正在看它，所以看起來比較重要？
- 這是最新的嗎？
- 它品質好、準確性高和／或可靠嗎？
- 這容易理解嗎？

- 如果我還沒有擁有它，下次看到我會再買它嗎？
- 我真的需要它嗎？
- 如果我發現我真的需要它，我有辦法再次得到它嗎？
- 我有足夠的空間去擁有它嗎？
- 擁有它是否會幫我解決我的囤積問題？

物品問題表

- ______
- ______
- ______
- ______
- ______
- ______
- ______
- ______
- ______
- ______
- ______
- ______
- ______
- ______

在附錄中有更多的物品問題表

保存的規則

透過建立一組通用規則可以促進每個單獨物品是否保存和丟棄的決定能力。與你的治療人員合作，發展出可用於確定何時丟棄的規則。例如，可以丟棄過去一年中未使用的物品和有多個備份的物品。另一個例子是清理所有你現在不喜歡或你不會再購買的服裝和珠寶。制定回收、轉售及贈送物品的規則也很重要，把規則記錄在「我的保存規則表」中。

我的保存規則表

1. ______
2. ______
3. ______
4. ______
5. ______

想像丟棄

對於那些太難以清理的物品，你的治療人員可能會建議想像丟棄。這種長期的想像暴露可以幫助你準備更困難的任務，特別是如果你害怕分類和可能丟棄你的物品。

首先選擇一個困難的情況或行為，比如清理一些中等難度的東西——你喜歡但不愛的東西。你也可以使用想像暴露來挑戰你的信念，例如，你可以想像失去雜誌中的資訊並且思考你擔心什麼？當你想像這種情況時，盡量使用很多細節去生動地描繪，包括聲音、標誌、氣味、觸感——使用你的所有感官。專注於你情緒反應的流動，如恐懼、內疚或悲傷。想像一

暴露練習表

	物品類型	地點	不舒服評分
1.			
2.			
3.			
4.			
5.			
6.			
7.			
8.			
9.			
10.			

下，拿起物品，將其放進垃圾桶，然後將垃圾放在外面等待清理，維持這些想像直到情緒開始消失。請記住，你需要想像最糟糕的情況，即最痛苦的部分，這樣做可以有效幫助你更快地習慣。

建立你的想法練習階層

你的治療人員會幫助你建立越來越困難的決定情境。例如，丟棄無法辨識的電話號碼紙條對你來說可能很容易，而丟棄報紙可能會比較困難。從最簡單到最難，建立自己家中物品的位置表。在這裡使用上面的「暴露練習表」，雖然在對物品進行排序時，你無疑會感到一些不適，但目的是逐漸增加你對決定和清理物品的容忍度。

在建立你的階層後，開始在家中和治療室中進行排序。你可以從列表中導致你感到輕微不舒服的「最簡單」物品開始練習。

行為實驗

行為實驗提供了一些機會，可以測試你對物品的一些信念，以及它們是如何實際的影響你。首先治療師會先簡單介紹實驗，然後是你預測會發生的事情，預測你通常保存物品的原因。例如：「如果我扔掉這本雜誌，我會無法忍受。」接下來評估你對預測的強烈程度，然後以 0 ＝無到 100 ＝最大的等級，來表示你最初不適感的評分。此時，繼續進行實驗（將物品扔進垃圾桶）然後記錄實際發生的事情，包括你的感受、你的不適感程度以及你對預測是否成真的觀察。你從實驗中得出的結論將是實驗的最後步驟和最重要的部分。這些結論會告訴你，你的預測會否成真，以及你的恐懼是否比你的實際經驗來得更糟。

此處有一空白的「行為實驗表」，其他表格在附錄中。

結構化清理

我們通常不建議要求你們進行清理，特別是在被迫的情況下。但是，在某些時候，你和你的治療師可能會希望進行結構化清理，特別是如果你的房屋有大量雜亂，以及多些幫手會使工作更容易。這些活動通常是一整天的事，在此期間，家庭成員、朋友、志願者或清理人員會根據你建立的規則幫助你清除雜亂。最好在你對本章所述的練習有一些經驗並且制定了一套適合你的清晰規則之後進行結構化清理，因為他們可以幫助你擺脫很多物品但保存真正重要的物品。清理工作需要仔細規劃、協調及每個人遵循的書面規則。清理是一種暴露練習的延伸形式，應該在治療人員的幫助下進行規劃和完成。

行為實驗表

姓名：＿＿＿＿＿＿＿＿　　日期：＿＿＿＿＿＿＿＿

1. 完成行為實驗：

2. 你預計會發生什麼事（可怕的）？

3. 你認為這種情況發生的機會（0 到 100 %）？

4. 最初的不適感（0 到 100）？

5. 實際發生的事？

6. 最終的不適感（0 到 100）

7. 你的預測發生了嗎？

8. 你從這個實驗中得出了什麼結論？

家庭作業

- 使用家裡的三個物品，來進行想法清單的重複練習。
- 在實際丟棄／回收物品之前，先想像一下清除這些物品。
- 進行有計畫的行為實驗，以測試一個特定的假設，特別是關於與物品分離的不適感和後果。
- 從想法清單練習中找出要保存在家裡的物品，並將它們存放在應該放置的位置。
- 將額外的物品（例如：照片、郵件、特定區域的物品）帶到治療中，以便進行分類和決定的練習。
- 安排垃圾清除，如果是大型清理，則安排垃圾清運和清除。

第 8 章 改變信念：跳脫你的囤積框架

目標

- 與治療人員一起辨識你的思考錯誤
- 學習改變信念的技巧，並在做決定療程中使用它們

請記住使用個人療程表記錄你的議題、你想在療程中記住的重點、家庭作業及你希望與治療人員在下次療程中討論的任何主題。附錄中有更多的空白表單。

思考的錯誤

由於思考方式的重要性，我們在這裡重新討論前面討論過有問題的思考模式。識別你的思考模式有助於你學會避免錯誤思考所引起的心理陷阱。下面列出的問題思考模式會在你做出保存和丟棄決定時，幫助你辨識錯誤的思考。這裡的例子大部分把焦點放在保存和丟棄上，因為我們已經在第 5 章討論過有關收集的錯誤想法。

錯誤的思考模式

1. **全有或全無的想法**（all-or-nothing thinking）：不允許灰色空間（適度）的非黑即白想法。例子是使用「最」、「所有」、「無」等極端詞語，並且通常伴隨著完美主義標準。

「如果我找不到完美安置它的地方，我應該就把它放在這裡。」

「這必須留在視線內，否則我會忘記它。」

「在我閱讀並記住這報紙中的所有內容之前，我無法丟棄這份報紙。」

「現在我會忘記關於這個主題的一切。」

2. **過度推論**（overgeneralization）：從單一事件到所有情況的推論，使用「總是」或「從不」這樣的詞。

「如果我移動了它，我會永遠找不到它。」

「只要我用完它，我會需要立刻有代替品。」

3. **妄下結論**（jumping to conclusions）：缺乏支持事實的情況下預測負面結果（例如，預測事情會變得很糟糕）。

「如果我把這篇雜誌文章歸檔，我將無法找到它。」

「如果我移動它，我會忘記它。」

「我的妹妹提議幫助我整理，但那是因為她認為我是一個糟糕的人，她打算扔掉我所擁有的一切。」

「如果我扔掉這本雜誌，我很快就會發現我需要它。」

「我必須保存這份報紙，因為它有一些我最終需要的有用訊息。」

4. **災難化**（catastrophizing）：誇大結果或物品的重要性，以及最小化收集所需訊息的能力。

「如果我把它拿走，並且不記得我把它放在哪裡，那就太可怕了。」

「如果我在有需要時沒有這些資訊，我會在那時發現它可以挽救我丈夫的生命。」

「如果我沒有它，我就會崩潰。」

「如果我扔掉它，我會瘋狂地惦記著它。」

「我永遠不會原諒自己。」

5. **否定正面的事**（discounting the positive）：忽略正向的經驗。

「創建了歸檔系統並不算進步，因為還有很多工作要做。」

「我在這方面做得不夠好；其他人可以做得更好。」

「我把它清理乾淨，但這並不重要，因為其他房間仍然十分雜亂。」

6. **情緒化推理**（emotional reasoning）：允許情緒壓倒邏輯推理；使事實與感情混淆。

「把它放在視線之外感覺很不舒服，所以我就把它放在這裡。」

「如果我不帶走它會讓我感到困擾，所以我一定要得到它。」

「如果我把它丟掉就感到不舒服，這意味著我應該保有它。」

「這張紙看起來有一些很重要的東西，我最好保留它。」

7. **道德推理**（moral reasoning）：「應該」的陳述，包括「必須」、「應當」、「一定要」，伴隨著內疚和挫折；通常由著完美主義驅使。

「我真的應該能夠隨時找到我需要的任何訊息。」

「我真的應該掌握有關健康問題的最新訊息，以防有什麼事情發生。」

「我的家應該要非常整潔，就像其他人的家一樣。」

「我真的應該把這些東西歸檔。」

8. **標籤作用**（labeling）：在自己或他人身上貼上負面標籤；也是全有或全無極端想法形式的一種。

「我找不到電費單。我真是個白痴。」

「如果我沒有適當的資訊以防他人需要的話，我會覺得自己很蠢。」

「我不記得上週讀到的內容了，我真笨。」

「我是失敗者。」

「我是白痴。」

「我就是失敗。」

9. **低估和高估自己（underestimating and overestimating oneself）**：低估或高估個人應對逆境和壓力的能力，或完成任務的能力。

「我永遠無法整理這一切。」

「如果我丟了它，我將無法忍受。」

「在我的假期（一週）裡，我就能夠整理好我的家。」

「我終有一天能夠閱讀那些報紙。」

認知策略

這個治療計畫的一個重要目標是幫助你學習如何觀察自己的反應並了解你的想法。在你和治療人員確定了令你的囤積問題持續的信念後，你會開始使用以下認知策略來改變這些信念。

關於物品的問題

幫助解決思考錯誤的一種方法是留意不保存物品的理由。查看第 5 章和第 7 章有關物品的問題，以確定哪些問題最有用，在你決定自己的物品時，請妥善保管這些表單。

優點與缺點

另一個策略是檢視保存特定物品的優缺點。囤積者傾向於注重與丟棄某些東西相關的直接代價，同時忽略了保存他們物品的成本以及丟棄它們的好處。使用下頁的「優缺點工作單」，可以來幫助你確定保存物品的個人得益與隨之帶來的壞處。

優缺點工作單

指定正在考慮的物品：________________

優點（好處）	缺點（代價）
保留／收集：	保留／收集：
丟棄：	丟棄：

向下追問法

第 5 章討論的向下追問法是一種有助於澄清想法和信念的認知技術。選擇一個中等難以丟棄的物品，並在下頁的「向下追問表」中列出。

想法記錄表

在練習中，你可以透過辨識出對你更適合的替代性想法，來逐步改變錯誤的信念。你可以在「想法記錄表」（第 96 頁）中記錄這些替代想法。

定義需要和想要

根據自己的目標和理性思考去決定一件物品真正的價值，從你單單想要的東西中區分出你真正需要的。「需要與想要量尺」（第 97 頁）可應用於此。

選擇一個中等難度但可能適合你丟棄的物品。使用量尺，記錄對那物品的需要和想要做出初始評分，然後，與你的治療人員一起討論，在思考這物品和你生活中其他重要目標有關的真正價值後，你是否會改變你的評分。

完美主義量尺

如果你過分擔心犯錯，或者你的自我價值取決於你做得多好，那麼看看你生活中有多少是完美主義驅使的將會有所幫助。使用「完美主義量尺」（第 99 頁）評估你的丟棄行為。但首先，請考慮以下問題：

- 你的決定必須是完美的嗎？
- 你是否必須「以正確的方式」丟棄物品？
- 當你進行丟棄時犯錯，你是否感到不完美或心情不好？

嘗試使用「完美主義量尺」對每個「放手」或分類決定，進行評分。

向下追問表

物品：＿＿＿＿＿＿＿＿＿＿＿＿＿＿＿＿＿＿＿＿

在考慮不收集或丟棄（丟掉、回收、販售、贈送）時，你會想到什麼？

如果你沒有收集或丟棄它，你認為會發生什麼？

如果你所想的是真的，為什麼會這麼令人沮喪？（這對你意味著什麼？為什麼會這麼糟糕？）

如果你所想的是真的，這有什麼不好的？

那個最糟糕的部分是什麼？

這對你意味著什麼？

在附錄中有更多的向下追問表

想法記錄表

姓名：________　　日期：________

引發情境	想法	情緒	較理性想法	結果

在附錄中有更多的想法記錄表

需要與想要量尺

物品：______

按以下量尺評估你對該物品的需要程度：

需要保留量尺

0--------1--------2--------3--------4--------5--------6--------7--------8--------9--------10

不需要　　　　　　　　　　　　　　　　　　　　　　　　需要生存

透過在想要收集量尺上圈出一個數字來評估你想要或渴望該物品的程度。

想要保留量尺

0--------1--------2--------3--------4--------5--------6--------7--------8--------9--------10

不想要　　　　　　　　　　　　　　　　　　　　　　　　渴求保留

現在，讓我們更仔細思考物品的價值。評估你對它的真正需求，請使用以下問題思考你是否需要它用於生存、安全、健康、工作、財務和／或娛樂：

- 沒有它你會死嗎？______
- 沒有它會損害你的安全嗎？______
- 沒有它你的健康是否會因此而受到危害？______
- 這對你的工作或就業至關重要嗎？______
- 你的財務紀錄（例如：稅務或保險記錄）是否必不可少？______

使用需要保留量尺重新評分你對物品的需求：

需要保留量尺

0--------1--------2--------3--------4--------5--------6--------7--------8--------9--------10

不需要　　　　　　　　　　　　　　　　　　　　　　　　需要生存

需要與想要量尺（續）

需要和想要是有所差別的。要確定你對該物品的想要或希望，請僅考慮你對它的渴望，無論實際需求如何。請考慮以下問題：

- 你保留它因為你喜歡嗎？實際看來值多少錢？

____

____

- 你是否出於感情原因保留它？這是最好的記憶方法嗎？

____

____

- 你現在對它的實際使用量是多少？如果在你計畫中很快就會用到，你願意打賭嗎？

____

____

- 你是否因為情緒舒適感或脆弱性保留它？它真的能保護你嗎？

____

____

- 它有提供訊息或機會嗎？它有多真實和多重要？

____

____

現在，使用以下想要收集量尺重新評分你想要或渴求該物品的程度：

想要保留量尺

0	1	2	3	4	5	6	7	8	9	10
不想要										渴求保留

評論和結論：______________________________

____

____

完美主義量尺

0--------1-------2--------3--------4--------5--------6--------7--------8-------9-------10

有缺陷的 （錯誤的）	平均 （還好）	完美 （完全正確）

評估你的時間

在你有更多時間處理它們之前，你一直在保存物品嗎？如果是，請問你自己一些尖銳的問題：

1. 你有的閱讀材料（例如：報紙、雜誌），比你去閱讀它的時間還多嗎？
   - 如果是，你真的想花時間閱讀它們嗎？
   - 你的生活中哪些部分會因此而錯過或受到影響？
   - 這如何符合你的價值觀和目標？
2. 你有的__________（填入物品），比你可能會使用的還更多嗎？
   - 如果是，你真的想花時間在它們身上嗎？
   - 你的生活中哪些部分會因此而錯過或會受到影響？
   - 這如何符合你的價值觀和目標？

家庭作業

- 檢視不合理的思考模式列表，以確定在接下來一週內發生的一些情況，找出避免錯誤思考的替代想法。

- 在分類時使用「物品問題表」。
- 使用「優缺點工作單」，來評估保存特定物品的優缺點。
- 完成「向下追問表」，以識別與放棄物品相關的信念。
- 使用「想法記錄表」，來評估當前保存原因的正確性並思考其他可能原因。
- 在家中進行分類時遇到難以做決定時，使用「需要與想要量尺」和「完美主義量尺」。
- 計算保存物品相關的時間成本。

第 9 章　維持成果

目標

- 檢視你到目前為止的進度
- 制定未來處理你囤積問題的策略
- 確定最適合你的治療方法
- 預測和制定應對挫折和失誤的策略

請記住使用「個人療程表」記錄你的議題、你想在療程中記住的重點、家庭作業及你希望與治療人員在下次療程中討論的任何主題。附錄中有更多的空白表單。

回顧歷程

在與治療人員的最後一次療程期間，你將會回顧到目前為止的進展，並討論如何規劃你的未來。你可能還未完全實現擺脫強迫性囤積問題的目標，但如果你已經取得了一些進展，你很可能會繼續這樣努力。儘管如此，改變習慣需要時間，你需要為你家中剩餘的雜亂以及未來一段時間內的收集衝動繼續努力練習，直到你養成新的習慣。

評量你的進步

在這個治療階段，你的治療人員會要求你再次填寫第 2 章的評量，以衡量你的進步。包括以下：「囤積評定量表」、「儲存量表修訂版」、「雜物影像評量表」、「儲存認知量表」、「日常生活囤積量表」、「安全問題表」，以及「家居環境量表」。再次完成這些量表可以幫助你和你的治療人員了解與囤積相關的所有範圍發生了多大的變化（表 9.1），可以使用附錄中的計分鑰對評量進行評分。

繼續你自己的治療

你的治療師很可能會開始逐漸降低治療的頻率以縮短你的治療時間。在兩次療程之間的幾週內，你應該開始自我治療計畫。我們建議你在與治療人員會面時的同一天安排自我療程，提前安排這些療程並標記在日曆上，你的治療人員會與你一起制定正式的自我療程計畫，自我療程最主要是練習你在治療中發現對分類和不收集最有用的一些方法。

表 9.1　囤積症狀的變化

測量	前測分數	後測分數	12 個月追蹤分數
囤積評定量表	______	______（　%）	______（　%）
儲存量表修訂版——全量表	______	______（　%）	______（　%）
儲存量表修訂版——雜亂	______	______（　%）	______（　%）
儲存量表修訂版——難以丟棄	______	______（　%）	______（　%）
儲存量表修訂版——過度收集	______	______（　%）	______（　%）
雜物影像評量表	______	______（　%）	______（　%）
儲存認知量表	______	______（　%）	______（　%）
儲存認知量表——情感依附	______	______（　%）	______（　%）
儲存認知量表——控制	______	______（　%）	______（　%）
儲存認知量表——責任感	______	______（　%）	______（　%）
儲存認知量表——記憶	______	______（　%）	______（　%）
日常生活囤積量表	______	______（　%）	______（　%）
安全問題表	______	______（　%）	______（　%）
家居環境量表	______	______（　%）	______（　%）

囤積評定量表（HRS）

個案：________________　　日期：________________

1. 由於雜亂或物品的數量，你在家中使用房間有多困難？

   0 --------- 1 --------- 2 --------- 3 --------- 4 --------- 5 --------- 6 --------- 7 --------- 8

   一點都不困難　　輕微　　中等　　嚴重　　非常困難

2. 在難以丟棄（或回收、轉售、贈送）其他人會丟棄的普通物品上，你有多大程度的困難？

   0 --------- 1 --------- 2 --------- 3 --------- 4 --------- 5 --------- 6 --------- 7 --------- 8

   不困難　　輕微　　中等　　嚴重　　非常困難

3. 在收集免費物品，或購買超出你需要的物品或可以使用的物品或能夠負擔的物品等向度上，你目前有多大程度的問題？

   0 --------- 1 --------- 2 --------- 3 --------- 4 --------- 5 --------- 6 --------- 7 --------- 8

   沒問題　　輕微　　中等　　嚴重　　極端

   0 ＝沒問題
   2 ＝輕微，**偶爾（少於每週）**收集不需要的物品，
   　或收集**少量**不需要的物品
   4 ＝中等，**定期（每週一次或兩次）**收集不需要的物品，
   　或收集**一些**不需要的物品
   6 ＝嚴重，**頻繁（每週幾次）**收集不需要的物品，
   　或收集**許多**不需要的物品
   8 ＝極端，**經常（每天）**收集不需要的物品，
   　或收集**大量**不需要的物品

4. 因為雜亂、丟棄困難，或購買或收集物品的問題等向度上，你有多大程度的情緒困擾？

   0 --------- 1 --------- 2 --------- 3 --------- 4 --------- 5 --------- 6 --------- 7 --------- 8

   沒有／根本沒有　　輕微　　中等　　嚴重　　極端

5. 因為雜亂、丟棄困難，或購買或收集物品的問題，而造成你多大程度的生活損害（日常生活、工作／學校、社交活動、家庭活動、經濟困難）？

   0 --------- 1 --------- 2 --------- 3 --------- 4 --------- 5 --------- 6 --------- 7 --------- 8

   沒有／根本沒有　　輕微　　中等　　嚴重　　極端

儲存量表修訂版（SI-R）

姓名：______________ 日期：______________

對於下面的每個問題，圈出你在**過去一週**經驗中最接近的數字。

0	1	2	3	4
沒有	一點	適量	大多數／很多	幾乎全部／完全合乎

1. 你家裡有多少生活面積是有凌亂的物品？（考慮廚房、客廳、飯廳、走廊、臥室、浴室或其他房間的雜亂程度。）	0	1	2	3	4
2. 你控制收集物品衝動的能力？	0	1	2	3	4
3. 家中雜亂阻礙你的程度？	0	1	2	3	4
4. 你控制保留物品衝動的能力？	0	1	2	3	4
5. 家中雜亂難以行走的程度？	0	1	2	3	4

對於下面的每個問題，圈出你在**過去一週**經驗中最接近的數字。

0	1	2	3	4
一點也不	輕微	中等	相當大／嚴重	極端

6. 你難以丟棄東西的程度？	0	1	2	3	4
7. 你認為丟棄東西這個任務的痛苦程度？	0	1	2	3	4
8. 你雜亂的房間裡的物品多到什麼樣的程度？	0	1	2	3	4
9. 如果你無法收集你想要的東西，你會感到多麼痛苦或不舒服？	0	1	2	3	4
10. 家中雜亂影響你的社交、工作或日常功能的程度？想想你因為雜亂而不做的事情。	0	1	2	3	4
11. 你購買或收集非立即使用的免費物品的衝動有多強烈？	0	1	2	3	4

儲存量表修訂版（SI-R）（續）

對於下面的每個問題，圈出你在**過去一週**經驗中最接近的數字。

0	1	2	3	4
一點也不	輕微	中等	相當大／嚴重	極端

12. 你家中雜亂到讓你感到苦惱的程度是？	0	1	2	3	4
13. 你想要保留你可能永遠不會使用的東西的衝動有多強？	0	1	2	3	4
14. 你對自己的收集習慣感到多不安或苦惱？	0	1	2	3	4
15. 你覺得無法控制家中雜亂的程度是？	0	1	2	3	4
16. 你的保留或強迫性購買帶給你多大程度上的經濟困難？	0	1	2	3	4

對於下面的每個問題，圈出你在**過去一週**經驗中最接近的數字。

0	1	2	3	4
永不	很少	有時／偶爾	頻繁／經常	非常頻繁

17. 你多常因為過於緊張或耗費時間而避免嘗試丟棄物品？	0	1	2	3	4
18. 你多常會感到被迫要收集一些你看到的物品？例如，當逛街購物或有提供免費物品時？	0	1	2	3	4
19. 你多常需要決定去保留一些你不需要且沒有空間給它們的物品？	0	1	2	3	4
20. 你多常會因為家中雜亂而阻礙你邀請他人到訪？	0	1	2	3	4
21. 你多常實際購買（或免費收集）你沒有立即使用或需要的物品？	0	1	2	3	4
22. 你家中的雜亂情形會有多大程度阻礙家中某些事情原有的功能？例如：烹飪、使用家具、洗碗、清潔等。	0	1	2	3	4
23. 你多常無法丟棄一件你想要丟棄的物品？	0	1	2	3	4

雜物影像評量表（CIR）

日期：__________

使用三個系列圖片（客廳、廚房、臥室），請選擇最能代表你家中每個空間雜亂程度的圖片。在下面的橫線上填上數字。

請選擇最接近準確的圖片，即使它不完全正確。

如果你家沒有下列空間，只需在該橫線上填寫「不適用」。

空間	與哪一張圖片 最接近（1 至 9）
客廳	__________
廚房	__________
臥室 #1	__________
臥室 #2	__________

另外，請在下面橫線上為你家中受雜亂影響的其他空間做出評估。使用**客廳**圖片進行評分。

飯廳	__________	
走廊	__________	
車庫	__________	
地下室	__________	
閣樓	__________	
汽車	__________	
其他	__________	請明確說明：__________

任何空間評分在 3 分以上（ > 3）需要特別關注。

雜物影像評量表（CIR）（續）

客廳

請選擇下列哪張圖片的雜亂程度最貼近你的客廳。

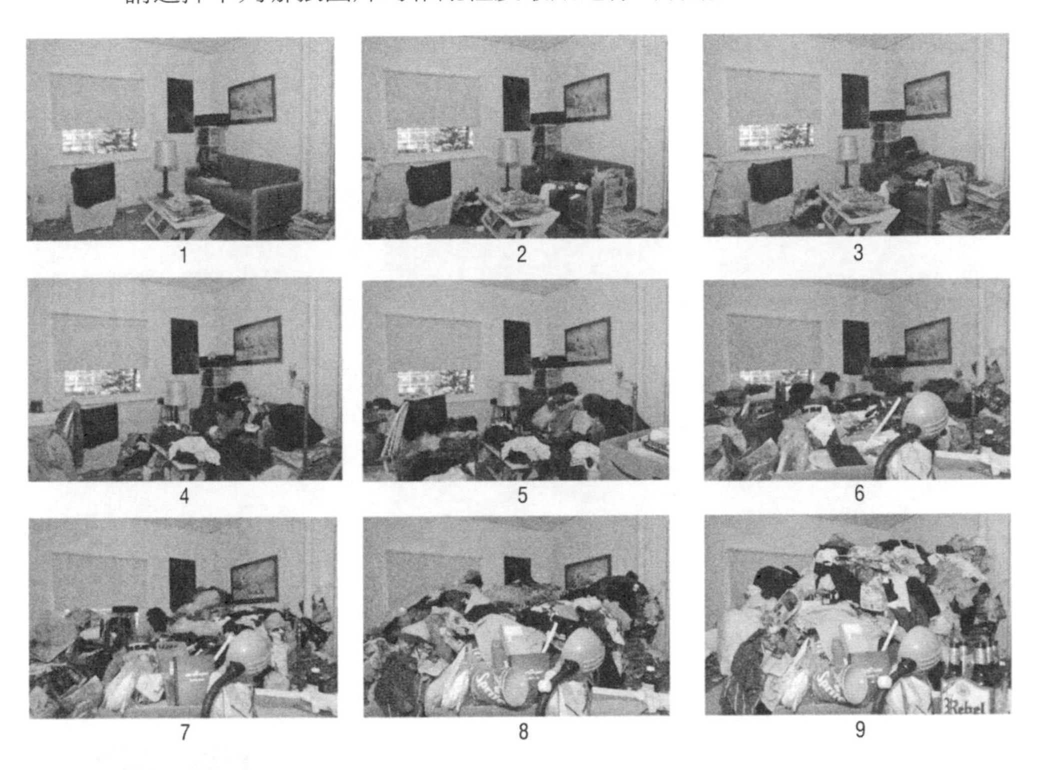

圖 9.1　雜物影像評量表：客廳

雜物影像評量表（CIR）（續）

廚房

請選擇下列哪張圖片的雜亂程度最貼近你的廚房。

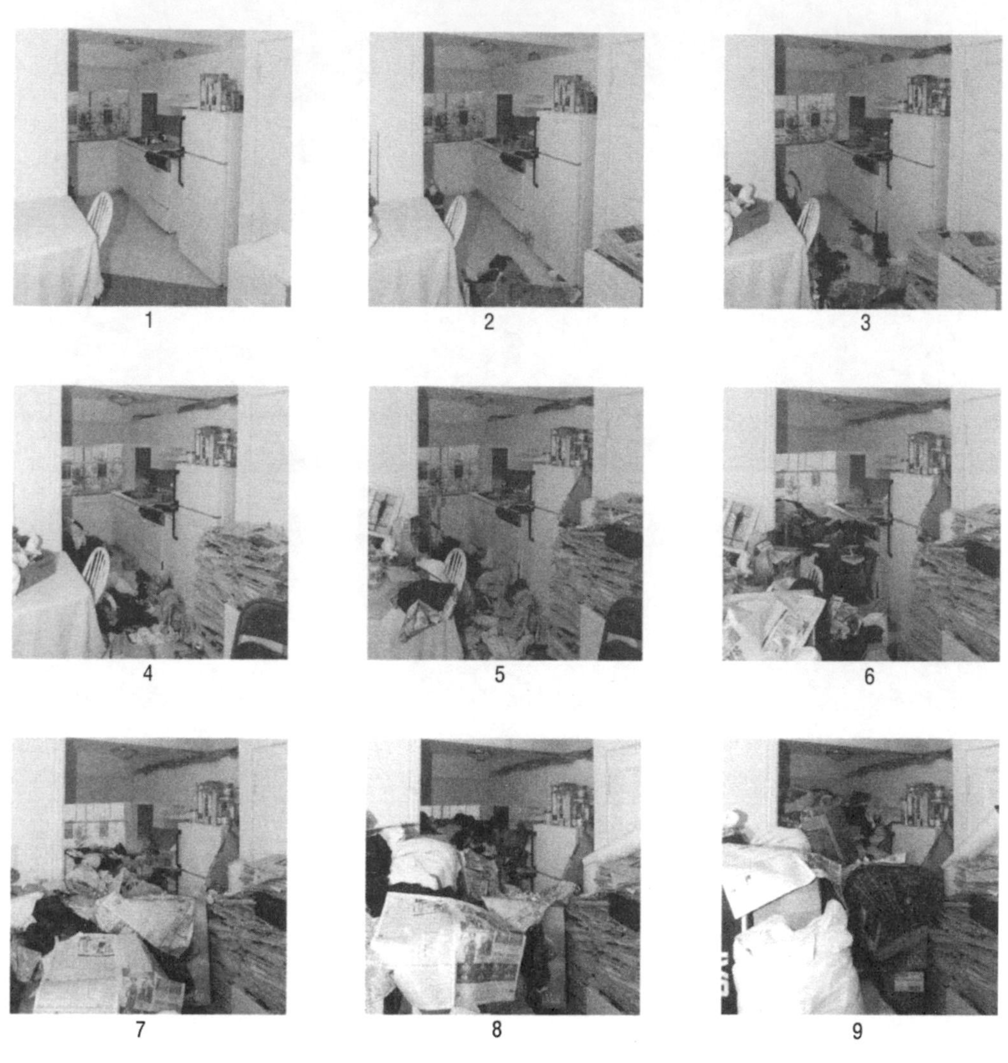

圖 9.2　**雜物影像評量表：廚房**

雜物影像評量表（CIR）（續）

臥室

請選擇下列哪張圖片的雜亂程度最貼近你的臥室。

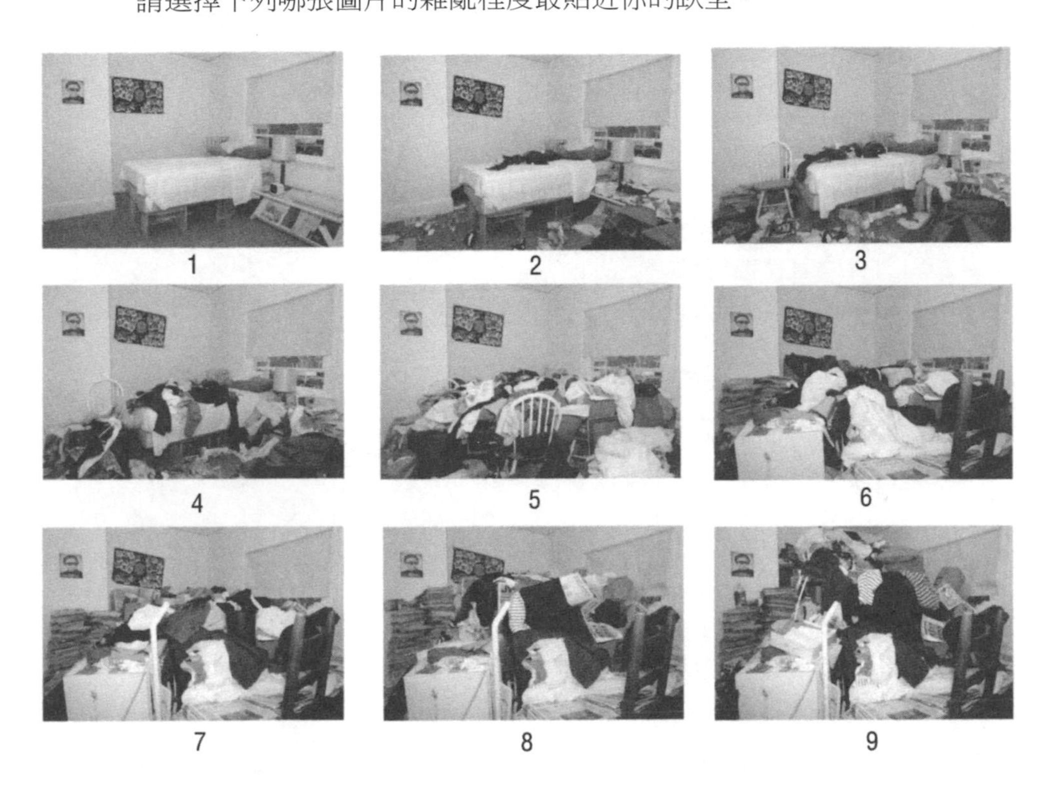

圖 9.3　雜物影像評量表：臥室

儲存認知量表（SCI）

日期：__________

使用下面的量尺來說明你**過去一週**決定是否要丟棄某些物品的想法程度。（如果你在過去一週內沒有嘗試丟棄任何物品，請說明如果你試圖丟棄，你的感覺如何。）

1-------------2-------------3-------------4-------------5-------------6-------------7

一點也不　　　　　　　　　　有時　　　　　　　　　　非常強烈

1. 我無法忍受丟棄它。	1	2	3	4	5	6	7
2. 丟棄它意味著浪費寶貴的機會。	1	2	3	4	5	6	7
3. 拋棄這物品就像扔掉了我的一部分。	1	2	3	4	5	6	7
4. 保留它意味著我就不用依靠我的記憶。	1	2	3	4	5	6	7
5. 如果有人在未經我許可的情況下扔掉我的東西，這會讓我感到傷心。	1	2	3	4	5	6	7
6. 失去這個物品就像失去一個朋友一樣。	1	2	3	4	5	6	7
7. 如果有人接觸或使用它，我將會失去它或它會不見了。	1	2	3	4	5	6	7
8. 扔掉一些東西就像放棄心愛的人。	1	2	3	4	5	6	7
9. 扔掉它就像失去了我人生的一部分。	1	2	3	4	5	6	7
10. 我視我的物品為我自己的延伸；它們是我的一部分。	1	2	3	4	5	6	7
11. 我對這物品的幸福負責。	1	2	3	4	5	6	7
12. 如果這物品可能對其他人有用，我有責任為他們保存。	1	2	3	4	5	6	7
13. 這物品與我擁有相同的感受。	1	2	3	4	5	6	7
14. 我的記憶太糟糕了，我必須把它放在視線範圍內，否則我會忘記它。	1	2	3	4	5	6	7
15. 我有責任找到這物品的用途。	1	2	3	4	5	6	7
16. 把一些東西扔掉我會感到我的一部分正在死去。	1	2	3	4	5	6	7
17. 如果我將它放入一個歸檔系統裡，我會完全忘掉它。	1	2	3	4	5	6	7
18. 我喜歡獨自操控自己的物品。	1	2	3	4	5	6	7
19. 當我沒有我需要的物品時，我會感到慚愧。	1	2	3	4	5	6	7
20. 我必須記住關於它的事，如果我扔掉它，我就記不住。	1	2	3	4	5	6	7
21. 如果我在沒有從中吸收所有重要訊息的情況下丟棄它，我將失去一些東西。	1	2	3	4	5	6	7
22. 這物品讓我感到安心。	1	2	3	4	5	6	7
23. 我喜歡我的一些物品，就像我愛一些人一樣。	1	2	3	4	5	6	7
24. 沒有人有權去碰觸我的物品。	1	2	3	4	5	6	7

日常生活囤積量表（ADL-H）

日期：＿＿＿＿＿＿

有時家中的雜亂會阻礙你進行日常活動。對於以下每項活動，請圈出最能代表你在執行此活動時，因為雜亂或囤積問題遇到困難的數字。如果由於其他原因（例如，由於身體問題而無法彎曲或靈活移動）而導致活動有困難，請不要納入評分中考量。只評估因囤積會遇到多少困難。如果活動與你的情況無關（例如，你沒有洗衣設施或動物），請選「不適用」（N/A）那格。

受雜亂或囤積問題影響的活動	可以輕鬆完成	輕微難度但可以做到	中等難度但可以做到	很困難但可以做到	無法做到	不適用
1. 準備食物	1	2	3	4	5	N/A
2. 使用冰箱	1	2	3	4	5	N/A
3. 使用火爐	1	2	3	4	5	N/A
4. 使用廚房水槽	1	2	3	4	5	N/A
5. 在餐桌吃飯	1	2	3	4	5	N/A
6. 在屋內走動	1	2	3	4	5	N/A
7. 迅速出門	1	2	3	4	5	N/A
8. 使用廁所	1	2	3	4	5	N/A
9. 使用浴缸／淋浴	1	2	3	4	5	N/A
10. 使用浴室水槽	1	2	3	4	5	N/A
11. 迅速應門	1	2	3	4	5	N/A
12. 坐在沙發／椅子上	1	2	3	4	5	N/A
13. 睡在床上	1	2	3	4	5	N/A
14. 洗衣服	1	2	3	4	5	N/A
15. 找到重要的東西（如帳單、報稅表等）	1	2	3	4	5	N/A

安全問題表（SQ）

日期：__________

有時候你家裡的雜亂可能導致一些安全的問題。請圈出下面最適合的數字，來表明你在家中遇到這些情況時的問題程度：

家中的安全問題表	沒有	少許	有些／中等	大量	嚴重
1. 你家的地板、牆壁、屋頂或家庭其他部分的結構性損壞？	1	2	3	4	5
2. 你的自來水沒有運作？	1	2	3	4	5
3. 你的供暖系統沒有運作？	1	2	3	4	5
4. 你房子的任何部分是否有火災危險？（爐子上蓋著紙、爐子附近有易燃物品等。）	1	2	3	4	5
5. 醫療急救人員難以將設備在你家中搬移嗎？	1	2	3	4	5
6. 你家中的出口被擋住？	1	2	3	4	5
7. 上下樓梯或沿著其他走道中是否不安全？	1	2	3	4	5

任何一題得分為 2 分或以上時，是有意義的，需要進一步注意。

家居環境量表（HEI）

日期：__________

雜亂和囤積問題有時會導致衛生問題，請圈出最適合家居現狀的答案。

家中以下幾種情況的程度為何？

1. 火災危險
   0＝沒有火災危險
   1＝一些火災風險（例如，大量易燃材料）
   2＝中等火災風險（例如，易燃材料在熱源附近）
   3＝高火災風險（例如，易燃材料在熱源附近；電力危險等）
2. 發霉或腐爛的食物
   0＝沒有
   1＝廚房裡有幾塊發霉或腐爛的食物
   2＝整個廚房裡有些發霉或腐爛的食物
   3＝廚房和其他地方有大量發霉或腐爛的食物
3. 骯髒或堵塞的水槽
   0＝水槽空而乾淨
   1＝一些髒盤子和水在水槽裡
   2＝水槽充滿水，可能有堵塞
   3＝水槽堵塞；因為水已經溢到檯上等等
4. 積水（在水槽、浴缸、其他容器、地下室等）
   0＝沒有積水
   1＝水槽／浴缸中有一些積水
   2＝在幾個地方有積水，特別是指髒的水
   3＝在許多地方有積水，特別是指髒的水
5. 人或動物的排泄物或嘔吐物
   0＝沒有人的排泄物、動物排泄物或看得到的嘔吐物
   1＝少量人或動物排泄物（例如，沒沖廁所、在浴室或其他樓層上）
   2＝在不只一個房間內有中等程度的動物或人的排泄物或看得到的嘔吐物
   3＝地板或其他表面上有大量動物或人類排泄物或嘔吐物
6. 黴菌和發霉
   0＝沒有檢測到黴菌或發霉
   1＝在預期位置有少量的黴菌或發霉（例如，在浴簾或冰箱膠條）
   2＝大量、明顯的黴菌或發霉
   3＝大多數表面都有廣泛的黴菌或發霉
7. 髒食物容器
   0＝所有餐具都洗淨並收起
   1＝一些未洗過的餐具
   2＝許多未洗過的餐具
   3＝幾乎所有餐具都沒有洗過

家居環境量表（HEI）（續）

8. 骯髒表面（地板、牆壁、家具等）
   0 ＝表面完全乾淨
   1 ＝一些灑出物、一些塵土或污垢
   2 ＝不止一些灑出物，可能是生活區域上有薄薄的塵土或污垢
   3 ＝沒有表面是乾淨的；塵土或污垢覆蓋了一切
9. 成堆的髒污或污染物（衛生紙、頭髮、面紙、衛生用品等）
   0 ＝地板、表面等沒有髒污或污染的物品
   1 ＝垃圾桶或廁所周圍有一些髒污或污染的物品
   2 ＝許多髒污或污染的物品堆滿了浴室或垃圾桶的周圍
   3 ＝大多數房間的地板和表面都有髒污或污染的物品
10. 蟲子
   0 ＝沒有看到蟲子
   1 ＝看到一些蟲子；有蜘蛛網和／或蟲子糞便
   2 ＝看到許多蟲子和糞便；角落的蜘蛛網
   3 ＝成群的蟲子；大量糞便；許多蜘蛛網在家居用品上
11. 骯髒衣服
   0 ＝髒衣服放在洗衣籃裡；沒有亂放
   1 ＝洗衣籃已滿；一些髒衣服亂放
   2 ＝洗衣籃太滿；很多髒衣服亂放
   3 ＝衣服散落在地板和許多物品上面（床、椅子等）
12. 骯髒床罩／床單
   0 ＝床罩非常乾淨
   1 ＝床罩還算乾淨
   2 ＝床罩骯髒，需要清洗
   3 ＝床罩非常骯髒和有汙漬
13. 房屋的氣味
   0 ＝沒有氣味
   1 ＝輕微的氣味
   2 ＝中等氣味；可能在房子的某些部分氣味濃烈
   3 ＝整個房屋氣味濃烈

在過去的一個月中，你（或你家中的某個人）多常進行以下的每一項活動？

14. 洗碗
   0 ＝每日或每 2 天；每月 15 至 30 次
   1 ＝每週 1 至 2 次；每月 4 至 10 次
   2 ＝每隔一週；每月 2 至 3 次
   3 ＝很少；每月 0 次
15. 清潔浴室
   0 ＝每天或每 2 天；每月超過 10 次
   1 ＝每週 1 至 2 次；每月 4 至 10 次
   2 ＝每隔一週；每月 2 至 3 次
   3 ＝從不；每月 0 次

任何一題得分為 2 分或以上都值得關注。

此外，考慮向個案建議他們加入或組織一個「埋在寶藏中」（*Buried in Treasures*, BIT）工作坊。此類工作坊是有時間限制的結構化團體，由非治療人員的同儕或社區中熟悉囤積行為，並且有興趣於同儕支持團體的人來領導。團體按照 Tolin、Steketee 和 Frost 所著的 *Buried in Treasures* 中的章節進行，該書與本《自助手冊》都是基於相同的原則。有關如何尋找或開始工作坊的說明，請瀏覽國際強迫症基金會（International Obsessive-Compulsive Disorder Foundation）網站 www.ocfoundation.org/hoarding。

輔助療程

由於許多人需要時間來建立新習慣，因此你和你的治療人員可能希望在相隔幾個月的時間內安排兩到三次「輔助療程」（booster sessions）。這些療程可以幫助你重回目標的軌道及消除囤積問題，並提醒你可能已經忘記的治療技巧。你和你的治療人員可以決定你是否需要這些療程以及療程之間應該相隔多久。或者，你可能會決定在你需要更多幫忙的時候，打電話給你的治療人員來預約時間。

回顧治療技術

回顧你一直在使用的治療技術是預防復發的關鍵活動，並有助於提醒你已學會的技術。首先回顧強迫性囤積行為並在治療早期建構的模式（第 3 章）。問問自己這些模式是否仍然正確，以及你現在是否會對它們做出任何變更。

接下來，透過檢視你在治療計畫階段（第 4 章）完成的目標表，提醒你自己的最初治療目標。回顧你實際完成的事情，包括症狀的變化（例如：收集、雜亂、清理物品的能力）以及已學會的技能（整理、抑制收集衝動、解決問題、管理注意力）。

然後，透過檢視本《自助手冊》中的個人療程表和其他材料，查看你在治療期間學到的技巧。你還可以查看表 9.2 所列出的所有治療技術，製作一份最適合你的清單，並將其製成一個簡便的提醒，告訴你如何應對收集衝動或難以清理物品的問題。

處理挫折

如果你在處理雜亂、清理物品和收集衝動方面遇到挫折，你可以使用各種策略重回正軌。例如，當你需要時，你可以打電話給你的治療人員安排預約、你可以向朋友或教練尋求幫助、你可以查看你的治療紀錄。請記住使用認知策略來避免你將遇到的問題過度災難化，同時記得用你的問題解決技巧來處理你遇到的任何問題，甚至是比較嚴重的問題。

家庭作業

- 回顧《自助手冊》並列出所有學到的方法，標記出你認為最有用的。
- 查看你的個人療程表，製作最適合你繼續練習的修正清單。
- 嘗試一些你沒有練習過的技能。

結論

恭喜！你正在努力克服強迫性的囤積問題，透過耐心和持續的努力，你能夠保持你進展的步調並得到更多的收穫。

表 9.2 治療技術清單

確定最適合你的方法。下列的方法不僅適用於丟棄物品，也適用於對抗收集和整理。

- 檢視個案的囤積模式，並考慮以下各方面的狀況：
  - 個人和家庭易脆點
  - 訊息處理問題
  - 保留的想法和理由
  - 正向和負向的情緒
  - 收集、保留和逃避行為
- 檢視收集場景的功能分析
- 重複雜亂、整潔及理想的家居視覺化，以確定個案反應
- 檢視個人目標
- 如果確定了囤積工作的最初障礙，則檢視這些障礙的進展情況
- 收集——檢查和回顧如下：
  - 運用收集表以查看進度並確定不想要的物品是否持續進入家中
  - 收集問題
  - 個案的收集規則
  - 收集情境的階層，以確定所需的額外工作
  - 愉悦的替代來源進展
  - 收集的錯誤思考
  - 認知策略——向下追問法、估計概率、需要與想要
- 檢視解決問題的步驟
- 檢視管理注意力的策略
- 檢視個人整理計畫和紙張歸檔表：
  - 簡單的丟棄決定：垃圾、回收、轉售、捐贈
  - 保留耗材以便整理
  - 檢視只處理一次（OHIO）規則的進展情況
  - 盡快實施決定
  - 檢視紙張保存時間列表規則
  - 安排整理和歸檔的時間
  - 保持表面清潔，以防止再次雜亂

表 9.2　治療技術清單（續）

- 思考是否存在與收集、分類和丟棄相關的任何有問題的逃避行為
- 檢視物品問題和／或促進決定的保留規則
- 檢視想法清單練習
- 檢視行為實驗表
- 檢視想像暴露丟棄及失去物品和訊息
- 檢視以下與物品分離的認知策略：
  - 思考模式清單
  - 有關物品的問題
  - 優缺點
  - 向下追問法
  - 審查保留或丟棄物品的證據
  - 換位思考——回顧問題
  - 想法記錄表
  - 需要與想要
  - 完美主義量尺
  - 比喻和故事
  - 評估時間
  - 尋找不合理核心信念的替代方案
- 計畫在外出的社交活動
- 邀請其他人到家中拜訪
- 安排自我治療療程

請記住，你有一些易脆性導致你的囤積行為，這些情緒和行為習慣是你的一部分，但像大多數人一樣，你可以克服它們，這樣你就可以控制自己的行為。你在對抗收集和儲存太多物品的道路上，最好的盟友就是你的新技能和你的社交支持，包括你的治療人員和支持性的家庭成員和朋友。

附錄

1. 個人療程表（第 2 章）
2. 教練指引（第 2 章）
3. 計分綸（第 2、9 章）
4. 簡要想法記錄表（第 3 章）
5. 囤積模式（第 3 章）
6. 暴露練習表（第 4 章）
7. 向下追問表（第 5、8 章）
8. 收集問題表（第 5 章）
9. 任務清單（第 6 章）
10. 個人整理計畫（第 6 章）
11. 準備整理表（第 6 章）
12. 想法清單練習表（第 7 章）
13. 物品問題表（第 7 章）
14. 行為實驗表（第 7 章）
15. 想法記錄表（第 8 章）

所有附錄中的表單及記錄單都可以在 www.oup.com/us/ttw 下載使用

1. 個人療程表 # 1

個案：______ 療程#：______ 日期：______

應辦事項：

______
______
______

重點：

______
______
______
______
______
______

家庭作業報告：

______
______
______
______
______
______

下次討論：

______
______
______
______
______

1. 個人療程表 # 2

個案：______________ 療程#：______________ 日期：______________

應辦事項：

重點：

家庭作業報告：

下次討論：

1. 個人療程表 # 3

個案：______________ 療程#：______________ 日期：______________

應辦事項：

____

____

____

重點：

____

____

____

____

____

____

家庭作業報告：

____

____

____

____

____

____

下次討論：

____

____

____

____

____

1. 個人療程表 # 4

個案：______________ 療程#：______________ 日期：______________

應辦事項：

重點：

家庭作業報告：

下次討論：

1. 個人療程表 # 5

個案：________ 療程#：________ 日期：________

應辦事項：

____

____

____

重點：

____

____

____

____

____

____

家庭作業報告：

____

____

____

____

____

____

下次討論：

____

____

____

____

____

1. 個人療程表 # 6

個案：______________ 療程#：______________ 日期：____________

應辦事項：

____

____

____

重點：

____

____

____

____

____

____

家庭作業報告：

____

____

____

____

____

____

下次討論：

____

____

____

____

____

1. 個人療程表 # 7

個案：＿＿＿＿＿＿＿　療程#：＿＿＿＿＿＿＿　日期：＿＿＿＿＿＿

應辦事項：

重點：

家庭作業報告：

下次討論：

1. 個人療程表 # 8

個案：＿＿＿＿＿＿＿　療程#：＿＿＿＿＿＿＿　日期：＿＿＿＿＿＿

應辦事項：

重點：

家庭作業報告：

下次討論：

1. 個人療程表 # 9

個案：______________ 療程#：______________ 日期：____________

應辦事項：

____

____

____

重點：

____

____

____

____

____

____

家庭作業報告：

____

____

____

____

____

____

下次討論：

____

____

____

____

____

1. 個人療程表 # 10

個案：________ 療程#：________ 日期：________

應辦事項：

重點：

家庭作業報告：

下次討論：

1. 個人療程表 # 11

個案：＿＿＿＿＿＿＿＿ 療程#：＿＿＿＿＿＿＿＿ 日期：＿＿＿＿＿＿

應辦事項：

重點：

家庭作業報告：

下次討論：

1. **個人療程表 # 12**

個案：________________ 療程#：________________ 日期：______________

應辦事項：

重點：

家庭作業報告：

下次討論：

1. 個人療程表 # 13

個案：__________ 療程#：__________ 日期：__________

應辦事項：

重點：

家庭作業報告：

下次討論：

1. 個人療程表 # 14

個案：__________ 療程#：__________ 日期：__________

應辦事項：

重點：

家庭作業報告：

下次討論：

1. 個人療程表 # 15

個案：__________ 療程#：__________ 日期：__________

應辦事項：

重點：

家庭作業報告：

下次討論：

1. 個人療程表 # 16

個案：________ 療程#：________ 日期：________

應辦事項：

重點：

家庭作業報告：

下次討論：

1. 個人療程表 # 17

個案：__________ 療程#：__________ 日期：__________

應辦事項：

重點：

家庭作業報告：

下次討論：

1. 個人療程表 # 18

個案：________________ 療程#：________________ 日期：______________

應辦事項：

____

____

____

重點：

____

____

____

____

____

____

家庭作業報告：

____

____

____

____

____

____

下次討論：

____

____

____

____

____

1. 個人療程表 # 19

個案：______________ 療程#：______________ 日期：______________

應辦事項：

重點：

家庭作業報告：

下次討論：

1. 個人療程表 # 20

個案：______________ 療程#：______________ 日期：______________

應辦事項：

重點：

家庭作業報告：

下次討論：

2. 教練指引

克服強迫性囤積通常非常困難。許多人發現有支持者或「教練」對於他們完成這個歷程是非常有幫助的。作為教練，你會與治療人員及有囤積問題的人一起團隊合作。本指引概述了一些可以讓你的參與更有幫助的方法。

強迫性囤積不是一個簡單的問題，而是由幾個相互串聯的問題組成。通常包括：

- **過度雜亂**：這是最容易辨識的囤積症狀。通常，很難知道從何時開始雜亂變得如此勢不可當。
- **整理和決定的問題**：有囤積問題的人可能難以清楚地思考他們的雜亂或面對雜亂該怎麼做。他們可能很難區分物品有用和無用、有價值和沒有價值，或情感性和非情感性的差別。因此，為了安全起見，他們可能會將所有物品視為有用、有價值或情感性的。這導致難以決定什麼時候扔東西。
- **放棄物品的困難**：最引人注目的問題之一是難以放棄和清除物品——丟棄，回收、轉售和轉贈物品。即使對於看似價值很低或沒有價值的物品，也會發生這種情況。消除雜亂的痛苦程度通常是巨大的。
- **逃避或拖延的傾向**：有囤積問題的人常常因為大量的雜亂和艱鉅的決定任務而感到非常不知所措。他們也可能感到沮喪或緊張，這會增加無力感並逃避採取行動。結果，囤積者經常認為：「這量太大，今天無法處理。我明天再做吧！」
- **難以抵抗收集物品的衝動**：對於許多有囤積問題的人來說，收集物品的衝動可能非常強烈，幾乎是不可抗拒的。有些人可能覺得需要買東西；其他人可能覺得有必要收集免費的東西。

2. 教練指引（續）

不是每個囤積者都有這些問題。每個人和每個囤積問題都有點不同，但不外乎與對物品的強烈情緒、想法保留物品的信念有關，可能對你來說都是不合理的，但都是使問題持續存在的行為。作為治療計畫的一部分，治療人員將與你協助的人仔細檢視囤積行為的這些方面，並確定哪些問題特別麻煩。這很重要，因為他們面臨的特定問題會決定使用的干預措施。

我們建議教練遵循如下事項：

- **像小組一樣會面。**與治療人員和有囤積問題的人一起會面。三個人一起工作是成功的秘訣，而三個在不同方向工作的人難以有效。
- **協助個案專注於他們面前的任務。**有囤積問題的人經常發現自己很容易分心，尤其是當他們試圖減少雜亂、對物品做出決定，或抵制收集物品的衝動時。通常，教練可以禮貌地提醒他們現在應該做什麼以幫助他們。
- **提供情感支持。**因為囤積的人經常被別人批評，所以不要像監工那樣行事是非常重要的，因為這會讓人感到緊張或生氣，並干擾他們學習新方法的能力。使用溫柔的接觸，當你感覺自己是對的時候，可以同理他們如：「我能看出這對你有多難」，或者「我明白你對是否應該處理這種雜亂，有很複雜的情緒」。囤積問題的人正在經歷一些重大的壓力，往往需要一個有同情心的聆聽者，甚至是一個依偎哭泣的肩膀。
- **幫助個案做出決定，但不要為他們做出決定。**在治療期間，有囤積問題的人正在學習制定新的規則來決定要保留什麼以及要清除什麼。教練可以透過問問題來提醒他們這些規則，但不能告訴他們該做什麼。讓他們簡單地談談他們保留和丟棄一件物品的決定過程。你的任務不是要說服他們丟棄物品，而只是在他們完成決定的過程中支持他們。這可能看起來很乏味，但通常你的存在會加快他們的速度。

- **成為啦啦隊**。有時，當事情變得困難時，我們都需要額外的協助。打電話給你協助的人提醒他們做家庭作業、告訴他們你相信他們能做到、注意到他們做得好的時候等，這些都是很好的啦啦隊策略。但與此同時，不要做太多這樣的事情，否則鼓勵會顯得很假。
- **幫助拖運**。許多囤積的人積累了太多的雜亂，他們需要一年或更長時間才能將它們全部丟棄。這使囤積者很容易因為進展緩慢而氣餒。當教練捲起袖子並幫忙從家裡清出物品時，這是非常有幫助的，而在過程中，由囤積者做所有的決定並且要完全負責。
- **陪同個案進行不收集活動**。對於那些收集太多東西的人來説，治療往往需要去誘人的商店或庭院拍賣，而不購買任何東西。讓某人（如教練）與他們一起抵抗誘惑並使該活動成功是非常有幫助的。

我們也發現，即使是最善意的教練也可能因用錯方法而減損幫助的效果。這裡有一些避免事項：

- **不要與個案爭論丟棄什麼和收集什麼**。長時間辯論關於某個物品的有用性或者丟棄它的必要性，只會產生不利於進展的負面情緒。相反，每當你感到衝突時，休息一下，放鬆一下，並提醒自己這對於個案來説有多難。
- **不要為個案決定**。如果教練決定一切，如應該保留什麼、做些什麼，甚至自己來搬除雜物，這肯定會更容易和更快些。但是這種方法並沒有教會個案如何管理他們的問題。雜亂只會再次累積起來。相反，在教練的支持和指導下，確保由囤積者自始至終負責做出所有決定。
- **未經許可，不要觸摸或移動任何物品**。想像一下，如果一個善意的人在未經許可的情況下進入你的家並處理你的物品，你會有什麼感受。這樣做可能會損害你們之間的信任，並使個案難以有所進展。

2. 教練指引（續）

- **不要告訴他們應該如何感受。**很難理解為什麼有人對看起來像垃圾的物品如此有感情，或者害怕丟棄明顯無用的東西。但是這些感覺的來源個案自己可能還不了解。盡可能有耐心，我們知道教練工作的確會令人挫折。
- **不要超出自己的容忍程度。**要成為一名好的教練，你必須先照顧好自己，然後幫助你的朋友或家人。因此，你可以自由設定在任何特定場合中，自己可以完成的工作時間和工作量。為自己的努力拍拍手，幫助那些囤積的人是非常困難的工作。

我們希望這些指引能有助於囤積者的治療工作。

3. 計分鑰

囤積評定量表（HRS）

全量表＝全部 5 個題目的總和；全距＝ 0 至 40

儲存量表修訂版（SI-R）

雜亂分量表（9 題）

題目加總：1、3、5、8、10、12、15、20、22

丟棄困難／保留分量表（7 題）

題目加總：4（反向計分）、6、7、13、17、19、23

收集分量表（7 題）

題目加總：2（反向計分）、9、11、14、16、18、21

全量表＝全部題目加總

全距＝ 0 至 92

儲存認知量表（SCI）

情感依附（10 題）

題目加總：1、3、6、8、9、10、13、16、22、23

控制（3 題）

題目加總：5、18、24

責任感（6 題）

題目加總：2、7、11、12、15、19

回憶（5 題）

題目加總：4、14、17、20、21

全量表＝全部題目加總

全距＝ 0 至 168

日常生活囤積量表（ADL-H）

全量表＝剔除選擇「不適用」的題目後加總，再將加總的分數除以適用題目的數量。這會生成所有適用題目的平均值。

全距＝ 1 至 5

3. 計分鑰（續）

安全問題表

檢查評分為 2 或以上的題目，以確定需要立即關注的問題區域。

家居環境量表（HEI）

全量表＝全部題目加總

全距＝ 0 至 45

評分為 2 或以上的題目可能表示存在嚴重問題。

4. 簡要想法記錄表＃ 1

姓名：________________　　日期：________________

引發情境	對物品意義的想法或信念	情緒	行動／行為

4. 簡要想法記錄表 # 2

姓名：__________ 日期：__________

引發情境	對物品意義的想法或信念	情緒	行動／行為

4. 簡要想法記錄表 # 3

姓名：__________　　日期：__________

引發情況	對物品意義的想法或信念	情緒	行動／行為

5. 囤積模式

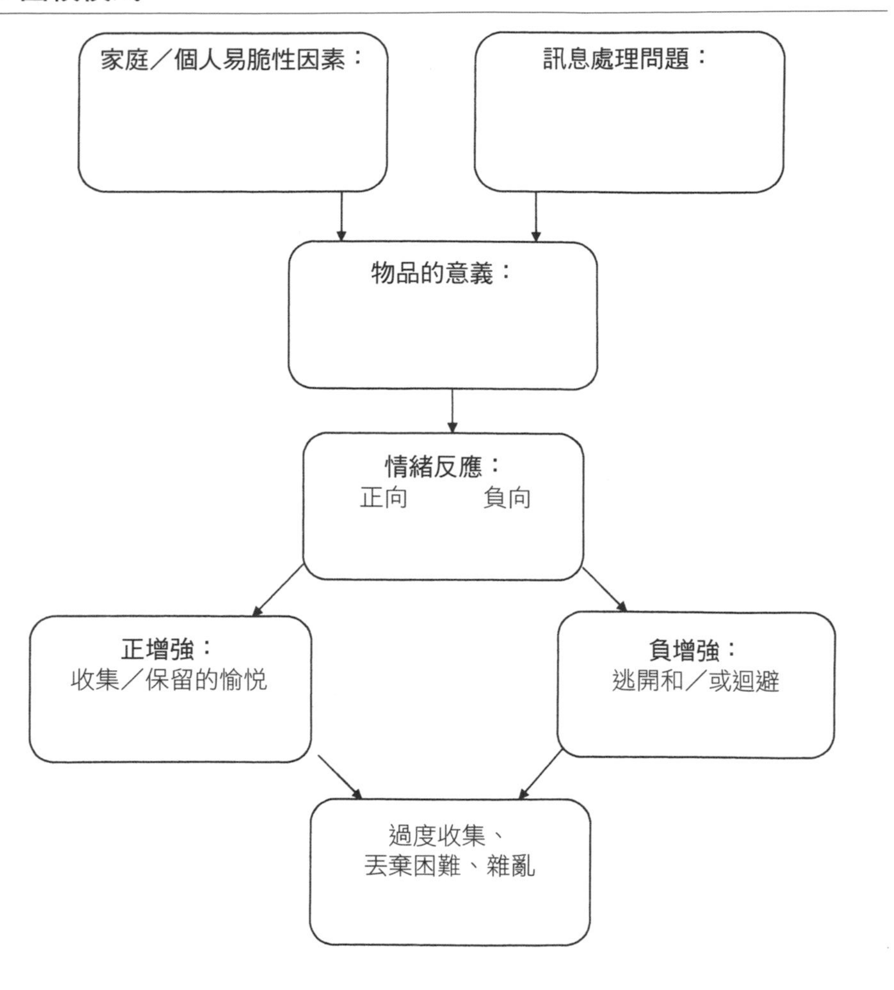

家庭／個人易脆性因素：
訊息處理問題：
物品的意義：
情緒反應：
正向
負向
正增強：
收集／保留的愉悅
負增強：
逃開和／或迴避
過度收集、
丟棄困難、雜亂

6. 暴露練習表 # 1

A. 這件物品是什麼（要清除或不要收集）？______________________

____

最初的不舒服感（0 ＝無至 100 ＝最大）

____

____

B. 你做了什麼（沒有收集、廢棄、回收、轉贈、其他____________）？

____

____

____

不舒服評分（0 至 100）

10 分鐘後 ______________

20 分鐘後 ______________

30 分鐘後 ______________

40 分鐘後 ______________

50 分鐘後 ______________

1 小時後 ______________

1 天後 ______________

C. 對於實驗的結論：______________________

____

____

____

____

____

____

6. 暴露練習表 # 2

A. 這件物品是什麼（要清除或不要收集）？____________________

____

最初的不舒服感（0 ＝無至 100 ＝最大）

____

____

B. 你做了什麼（沒有收集、廢棄、回收、轉贈、其他____________）？

____

____

____

不舒服評分（0 至 100）

10 分鐘後 ____________

20 分鐘後 ____________

30 分鐘後 ____________

40 分鐘後 ____________

50 分鐘後 ____________

1 小時後 ____________

1 天後 ____________

C. 對於實驗的結論：____________________

____

____

____

____

____

____

6. 暴露練習表 # 3

A. 這件物品是什麼（要清除或不要收集）？ ____________________

____

最初的不舒服感（0 ＝無至 100 ＝最大）

____

____

B. 你做了什麼（沒有收集、廢棄、回收、轉贈、其他____________）？

____

____

____

不舒服評分（0 至 100）

10 分鐘後 ____________

20 分鐘後 ____________

30 分鐘後 ____________

40 分鐘後 ____________

50 分鐘後 ____________

1 小時後 ____________

1 天後 ____________

C. 對於實驗的結論：____________________

____

____

____

____

____

____

6. 暴露練習表# 4

A. 這件物品是什麼（要清除或不要收集）？______________________

____

最初的不舒服感（0 ＝無至 100 ＝最大）

____

____

B. 你做了什麼（沒有收集、廢棄、回收、轉贈、其他____________）？

____

____

____

不舒服評分（0 至 100）

10 分鐘後 ______________

20 分鐘後 ______________

30 分鐘後 ______________

40 分鐘後 ______________

50 分鐘後 ______________

1 小時後 ______________

1 天後 ______________

C. 對於實驗的結論：______________________________

____

____

____

____

____

____

6. 暴露練習表 # 5

A. 這件物品是什麼（要清除或不要收集）？____________________

____

最初的不舒服感（0 ＝無至 100 ＝最大）

____

____

B. 你做了什麼（沒有收集、廢棄、回收、轉贈、其他____________）？

____

____

____

不舒服評分（0 至 100）

10 分鐘後 ____________

20 分鐘後 ____________

30 分鐘後 ____________

40 分鐘後 ____________

50 分鐘後 ____________

1 小時後 ____________

1 天後 ____________

C. 對於實驗的結論：____________________

____

____

____

____

____

____

6. 暴露練習表＃ 6

A. 這件物品是什麼（要清除或不要收集）？ ______________________

____

最初的不舒服感（0 ＝無至 100 ＝最大）

____

____

B. 你做了什麼（沒有收集、廢棄、回收、轉贈、其他____________）？

____

____

____

不舒服評分（0 至 100）

10 分鐘後 ______________

20 分鐘後 ______________

30 分鐘後 ______________

40 分鐘後 ______________

50 分鐘後 ______________

1 小時後 ______________

1 天後 ______________

C. 對於實驗的結論：______________________________

____

____

____

____

____

____

7. 向下追問表 # 1

物品：

在考慮不收集或丟棄（丟掉、回收、販售、贈送）時，你會想到什麼？

如果你沒有收集或丟棄它，你認為會發生什麼？

如果你所想的是真的，為什麼會這麼令人沮喪？（這對你意味著什麼？為什麼會這麼糟糕？）

如果你所想的是真的，這有什麼不好的？

那個最糟糕的部分是什麼？

這對你意味著什麼？

7. 向下追問表＃ 2

物品：＿＿＿＿＿＿＿＿＿＿＿＿＿＿＿＿

在考慮不收集或丟棄（丟掉、回收、販售、贈送）時，你會想到什麼？

＿＿＿＿＿＿＿＿＿＿＿＿＿＿＿＿

＿＿＿＿＿＿＿＿＿＿＿＿＿＿＿＿

如果你沒有收集或丟棄它，你認為會發生什麼？

＿＿＿＿＿＿＿＿＿＿＿＿＿＿＿＿

＿＿＿＿＿＿＿＿＿＿＿＿＿＿＿＿

如果你所想的是真的，為什麼會這麼令人沮喪？（這對你意味著什麼？為什麼會這麼糟糕？）

＿＿＿＿＿＿＿＿＿＿＿＿＿＿＿＿

＿＿＿＿＿＿＿＿＿＿＿＿＿＿＿＿

如果你所想的是真的，這有什麼不好的？

＿＿＿＿＿＿＿＿＿＿＿＿＿＿＿＿

＿＿＿＿＿＿＿＿＿＿＿＿＿＿＿＿

那個最糟糕的部分是什麼？

＿＿＿＿＿＿＿＿＿＿＿＿＿＿＿＿

＿＿＿＿＿＿＿＿＿＿＿＿＿＿＿＿

這對你意味著什麼？

＿＿＿＿＿＿＿＿＿＿＿＿＿＿＿＿

＿＿＿＿＿＿＿＿＿＿＿＿＿＿＿＿

7. 向下追問表 # 3

物品：＿＿＿＿＿＿＿＿＿＿＿＿＿＿＿＿＿＿＿＿

在考慮不收集或丟棄（丟掉、回收、販售、贈送）時，你會想到什麼？

如果你沒有收集或丟棄它，你認為會發生什麼？

如果你所想的是真的，為什麼會這麼令人沮喪？（這對你意味著什麼？為什麼會這麼糟糕？）

如果你所想的是真的，這有什麼不好的？

那個最糟糕的部分是什麼？

這對你意味著什麼？

8. 收集問題表

- 這符合我個人的價值觀和需求嗎？
- 我是否真的需要它（不只是想擁有它）？
- 我已經有類似的東西了嗎？
- 是不是只是因為我現在感覺不好（憤怒、憂鬱等）而購買？
- 我會不會在一週內為了得到它而後悔？
- 我可以沒有它嗎？
- 如果它需要修理，我是否有足夠的時間做這件事，還是我的時間花在其他活動上？
- 我會在不久的將來實際使用到這個物品嗎？
- 我有特定的地方可以安置它嗎？
- 這是真的有價值或真的實用，或者只是因為我正在看著它？
- 它品質（精密、牢靠、有吸引力）好嗎？
- 獲得它是否會阻礙我解決囤積問題？
- ______
- ______
- ______
- ______
- ______
- ______
- ______
- ______
- ______

9. 任務清單 # 1

優先等級	任務	記錄日期	完成日期
A			
■			
■			
■			
■			
■			
■			
B			
■			
■			
■			
■			
■			
■			
C			
■			
■			
■			
■			
■			
■			

9. 任務清單 # 2

優先等級	任務	記錄日期	完成日期
A			
■			
■			
■			
■			
■			
■			
B			
■			
■			
■			
■			
■			
■			
C			
■			
■			
■			
■			
■			
■			

9. 任務清單 # 3

優先等級	任務	記錄日期	完成日期
A			
B			
C			

9. 任務清單 # 4

優先等級	任務	記錄日期	完成日期
A			
■			
■			
■			
■			
■			
■			
B			
■			
■			
■			
■			
■			
■			
C			
■			
■			
■			
■			
■			
■			

9. 任務清單 # 5

優先等級	任務	記錄日期	完成日期
A			
■			
■			
■			
■			
■			
■			
B			
■			
■			
■			
■			
■			
■			
C			
■			
■			
■			
■			
■			
■			

10. 個人整理計畫 # 1

目標區域：＿＿＿＿＿＿＿＿＿＿

	物品類別	最終的位置
1.		
2.		
3.		
4.		
5.		
6.		
7.		
8.		
9.		
10.		
11.		
12.		
13.		
14.		
15.		
16.		
17.		
18.		
19.		
20.		

10. 個人整理計畫 # 2

目標區域：____________________

	物品類別	最終的位置
1.		
2.		
3.		
4.		
5.		
6.		
7.		
8.		
9.		
10.		
11.		
12.		
13.		
14.		
15.		
16.		
17.		
18.		
19.		
20.		

10. 個人整理計畫 # 3

目標區域：______________________________

	物品類別	最終的位置
1.		
2.		
3.		
4.		
5.		
6.		
7.		
8.		
9.		
10.		
11.		
12.		
13.		
14.		
15.		
16.		
17.		
18.		
19.		
20.		

11. 準備整理表 # 1

選擇的房間：____________________

選擇的目標區域或物品的種類：____________________

整理前所需做的事情：

1. ____________________

____

2. ____________________

____

3. ____________________

____

4. ____________________

____

5. ____________________

____

6. ____________________

____

建議包括的項目：

- 準備盒子或儲存的容器
- 準備箱子的標籤
- 清空初期及最終的物品位置
- 清空一個用於分類的空間
- 安排工作時間

11. 準備整理表 # 2

選擇的房間：______________________________

選擇的目標區域或物品的種類：______________________

整理前所需做的事情：

1. ______________________________

____

2. ______________________________

____

3. ______________________________

____

4. ______________________________

____

5. ______________________________

____

6. ______________________________

____

建議包括的項目：

- 準備盒子或儲存的容器
- 準備箱子的標籤
- 清空初期及最終的物品位置
- 清空一個用於分類的空間
- 安排工作時間

11. 準備整理表 # 3

選擇的房間：________________________________

選擇的目標區域或物品的種類：________________________

整理前所需做的事情：

1. ________________________________
____
2. ________________________________
____
3. ________________________________
____
4. ________________________________
____
5. ________________________________
____
6. ________________________________
____

建議包括的項目：

- 準備盒子或儲存的容器
- 準備箱子的標籤
- 清空初期及最終的物品位置
- 清空一個用於分類的空間
- 安排工作時間

12. 想法清單練習表 # 1

姓名：________________　　日期：________________

選擇的物品：______________________________

預想的痛苦（從 0 ＝無到 100 ＝最大）：______________________________

預測的痛苦持續時間：______________________________

對於丟棄的想法：______________________________

丟棄決定（回收）：　　**丟棄或保留**

決定後的痛苦：　　____________

5 分鐘後痛苦：　　____________

10 分鐘後痛苦：　　____________

15 分鐘後痛苦：　　____________

20 分鐘後痛苦：　　____________

25 分鐘後痛苦：　　____________

30 分鐘後痛苦：　　____________

練習的筆記：

____

____

____

____

____

____

____

____

12. 想法清單練習表 # 2

姓名：________________ 日期：________________

選擇的物品：________________________________

預想的痛苦（從 0 ＝無到 100 ＝最大）：________________

預測的痛苦持續時間：________________________

對於丟棄的想法：________________________

丟棄決定（回收）： **丟棄或保留**

決定後的痛苦： __________

5 分鐘後痛苦： __________

10 分鐘後痛苦： __________

15 分鐘後痛苦： __________

20 分鐘後痛苦： __________

25 分鐘後痛苦： __________

30 分鐘後痛苦： __________

練習的筆記：

____

____

____

____

____

____

____

____

12. 想法清單練習表 # 3

姓名：________________ 日期：________________

選擇的物品：________________________________

預想的痛苦（從 0 ＝無到 100 ＝最大）：________________

預測的痛苦持續時間：________________________

對於丟棄的想法：____________________________

丟棄決定（回收）： **丟棄或保留**

決定後的痛苦： ____________

5 分鐘後痛苦： ____________

10 分鐘後痛苦： ____________

15 分鐘後痛苦： ____________

20 分鐘後痛苦： ____________

25 分鐘後痛苦： ____________

30 分鐘後痛苦： ____________

練習的筆記：

____

____

____

____

____

____

____

____

12. 想法清單練習表 # 4

姓名：________________　　日期：________________

選擇的物品：______________________________

預想的痛苦（從 0 ＝無到 100 ＝最大）：______________________________

預測的痛苦持續時間：______________________________

對於丟棄的想法：______________________________

丟棄決定（回收）：　　**丟棄或保留**

決定後的痛苦：　　____________

5 分鐘後痛苦：　　____________

10 分鐘後痛苦：　　____________

15 分鐘後痛苦：　　____________

20 分鐘後痛苦：　　____________

25 分鐘後痛苦：　　____________

30 分鐘後痛苦：　　____________

練習的筆記：

____

____

____

____

____

____

____

____

12. 想法清單練習表 # 5

姓名：________________　　日期：________________

選擇的物品：____

預想的痛苦（從 0 ＝無到 100 ＝最大）：____________________

預測的痛苦持續時間：________________________________

對於丟棄的想法：____________________________________

丟棄決定（回收）：　　**丟棄或保留**

決定後的痛苦：　　____________

5 分鐘後痛苦：　　____________

10 分鐘後痛苦：　　____________

15 分鐘後痛苦：　　____________

20 分鐘後痛苦：　　____________

25 分鐘後痛苦：　　____________

30 分鐘後痛苦：　　____________

練習的筆記：

____

____

____

____

____

____

____

____

13. 物品問題表

範例問題

- 我已經有多少個，而且是否足夠了？
- 我是否有足夠的時間去使用、審視或閱讀它？
- 我在過去一年有沒有用過它？
- 在一個合理的時間框架下，我有沒有使用它的特定計畫？
- 它是否符合我個人的價值觀和需要？
- 這與我高度評價的東西相比如何？
- 是因為我現在正在看它，所以看起來比較重要？
- 這是最新的嗎？
- 它品質好、準確性高和／或可靠嗎？
- 這容易理解嗎？
- 如果我還沒有擁有它，下次看到我會再買它嗎？
- 我真的需要它嗎？
- 如果我發現我真的需要它，我有辦法再次得到它嗎？
- 我有足夠的空間去擁有它嗎？
- 擁有它是否會幫我解決我的囤積問題？

物品相關問題

- ____________________
- ____________________
- ____________________
- ____________________
- ____________________
- ____________________
- ____________________
- ____________________

14. 行為實驗表 # 1

姓名：＿＿＿＿＿＿＿＿　　日期：＿＿＿＿＿＿＿＿

1. 完成行為實驗：＿＿＿＿＿＿＿＿＿＿＿＿＿＿＿＿＿＿＿＿

2. 你預計會發生什麼事（可怕的）？＿＿＿＿＿＿＿＿＿＿＿＿

3. 你認為這種情況發生的機會（0 到 100%）？＿＿＿＿＿＿＿＿

4. 最初的不適感（0 到 100）＿＿＿＿＿＿＿＿＿＿＿＿＿＿

5. 實際發生的事？＿＿＿＿＿＿＿＿＿＿＿＿＿＿＿＿＿＿＿＿

6. 最終的不適感（0 到 100）＿＿＿＿＿＿＿＿＿＿＿＿＿＿

7. 你的預測發生了嗎？＿＿＿＿＿＿＿＿＿＿＿＿＿＿＿＿＿＿

8. 你從這個實驗中得出了什麼結論？＿＿＿＿＿＿＿＿＿＿＿＿

14. 行為實驗表 # 2

姓名：＿＿＿＿＿＿＿＿　　日期：＿＿＿＿＿＿＿＿

1. 完成行為實驗：＿＿＿＿＿＿＿＿＿＿＿＿＿＿＿＿＿＿＿＿

2. 你預計會發生什麼事（可怕的）？＿＿＿＿＿＿＿＿＿＿＿＿

3. 你認為這種情況發生的機會（0 到 100%）？＿＿＿＿＿＿＿＿

4. 最初的不適感（0 到 100）？＿＿＿＿＿＿＿＿＿＿＿＿

5. 實際發生的事？＿＿＿＿＿＿＿＿＿＿＿＿＿＿＿＿＿＿

6. 最終的不適感（0 到 100）＿＿＿＿＿＿＿＿＿＿＿＿＿

7. 你的預測發生了嗎？＿＿＿＿＿＿＿＿＿＿＿＿＿＿＿＿

8. 你從這個實驗中得出了什麼結論？＿＿＿＿＿＿＿＿＿＿＿

14. 行為實驗表 # 3

姓名：__________ 日期：__________

1. 完成行為實驗：__________
2. 你預計會發生什麼事（可怕的）？__________
3. 你認為這種情況發生的機會（0 到 100%）？__________
4. 最初的不適感（0 到 100）？__________
5. 實際發生的事？__________
6. 最終的不適感（0 到 100）__________
7. 你的預測發生了嗎？__________
8. 你從這個實驗中得出了什麼結論？__________

14. 行為實驗表 # 4

姓名：__________ 日期：__________

1. 完成行為實驗：__________
2. 你預計會發生什麼事（可怕的）？__________
3. 你認為這種情況發生的機會（0 到 100%）？__________
4. 最初的不適感（0 到 100）？__________
5. 實際發生的事？__________
6. 最終的不適感（0 到 100）__________
7. 你的預測發生了嗎？__________
8. 你從這個實驗中得出了什麼結論？__________

14. 行為實驗表 # 5

姓名：__________ 日期：__________

1. 完成行為實驗：__________
2. 你預計會發生什麼事（可怕的）？__________
3. 你認為這種情況發生的機會（0 到 100%）？__________
4. 最初的不適感（0 到 100）？__________
5. 實際發生的事？__________
6. 最終的不適感（0 到 100）__________
7. 你的預測發生了嗎？__________
8. 你從這個實驗中得出了什麼結論？__________

15. 想法記錄表 # 1

姓名：________________　　日期：________________

引發情境	想法	情緒	較理性想法	結果

15. 想法記錄表 # 2

姓名：__________　　日期：__________

引發情境	想法	情緒	較理性想法	結果

15. 想法記錄表 # 3

姓名：________________　日期：________________

引發情境	想法	情緒	較理性想法	結果

15. 想法記錄表 # 4

姓名：＿＿＿＿＿＿＿＿　　日期：＿＿＿＿＿＿＿＿

引發情境	想法	情緒	較理性想法	結果

15. 想法記錄表 # 5

姓名：________ 日期：________

引發情境	想法	情緒	較理性想法	結果

國家圖書館出版品預行編目（CIP）資料

囤積症的斷捨離：自助手冊／Gail Steketee, Randy O. Frost 原著；
唐國章翻譯.--初版.--新北市：心理出版社股份有限公司，2021.03
面；　公分. --（心理治療系列；22179）
譯自：Treatment for hoarding disorder: workbook
ISBN 978-986-191-941-6（平裝）

1.強迫症 2.心理治療 3.行為治療法

415.991　　　　　　　　　　110000500

心理治療系列 22179

囤積症的斷捨離：自助手冊

作　　者：Gail Steketee、Randy O. Frost
校　　閱：黃政昌
翻　　譯：唐國章
執行編輯：高碧嶸
總 編 輯：林敬堯
發 行 人：洪有義
出 版 者：心理出版社股份有限公司
地　　址：231026 新北市新店區光明街 288 號 7 樓
電　　話：(02) 29150566
傳　　真：(02) 29152928
郵撥帳號：19293172　心理出版社股份有限公司
網　　址：https://www.psy.com.tw
電子信箱：psychoco@ms15.hinet.net
排 版 者：辰皓國際出版製作有限公司
印 刷 者：辰皓國際出版製作有限公司
初版一刷：2021 年 3 月
I S B N：978-986-191-941-6
定　　價：新台幣 270 元